Ilse Weiß, Christoph Gasche

Ernährung bei Eisenmangel

• maudrich. gesund essen

Ilse Weiß, Christoph Gasche

Ernährung bei Eisenmangel

maudrich

Bildnachweise:
Victoria Posch, Esther Karner: S. 54, 60, 64, 70, 76, 85, 96, 112, 116, 118, 121, 124, 125, 126, 132
fotolia.de: S. 9, 13, 15, 16, 18, 21, 25, 28, 29, 33, 36, 37, 38, 40, 41, 47, 48, 52, 53, 90, 125
istockphoto.com: S. 6, 27, 31, 32, 46, 48, 50

Quellenverzeichnis:

Anderson, McLaren: Iron Physiology and Pathophysiology in Humans. Humana Press, Springer, New York, 2012.
Austria Codex, 2012.
Blanc et al.: Nutritional anaemias. Report of a WHO Scientific Group, WHO TechRepSer, 1968, 405, 1–40.
Bothwell et al.: Iron Metabolism in Man, Blackwell Scientific Publications, Oxford, 1979.
ÖKO-TEST Jahrbuch Kleinkinder, Eisen-Präparate, 2008.

2. Auflage 2015
Eine Abteilung der Facultas Verlags- und Buchhandels AG

Lektorat: Sigrid Nindl, Wien
Satz: Florian Spielauer, Norbert Novak, MEDIA-*N*, Wien
Umschlagbild: Christoph Rosenberger Photography, Wien
Covergestaltung: grafik:design Manfred Kriegleder, Wien; Facultas Verlags- und Buchhandels AG
Druck: Ferdinand Berger & Söhne, Horn
Printed in Austria
ISBN 978-3-99002-014-2

INHALTSVERZEICHNIS

VORWORT 7

EISEN – EIN ESSENZIELLES ELEMENT 8

EISENMANGEL – DIE HÄUFIGSTE MANGELERSCHEINUNG WELTWEIT 11

EISENÜBERLADUNG UND EISENMANGEL 26

NAHRUNG ALS EISENLIEFERANT 28

EISERNE FAKTEN ODER MYTHEN? 47

GESUNDE ERNÄHRUNG – DIE BASIS DER DIÄT 49

REZEPTE 55
GETRÄNKE, FRÜHSTÜCK & SNACKS 56
VORSPEISEN & KLEINE SPEISEN 62
SUPPEN & EINTÖPFE 66
SALATE 75
VEGETARISCHE GERICHTE 80
FLEISCHGERICHTE 91
FISCHGERICHTE 109
GEMÜSEBEILAGEN 114
AUFSTRICHE 117
SAUCEN, DIPS & PESTO 119
EINGELEGTES 125
DESSERTS 128

KLEINES KÜCHENLEXIKON 137

REZEPTÜBERSICHT 139

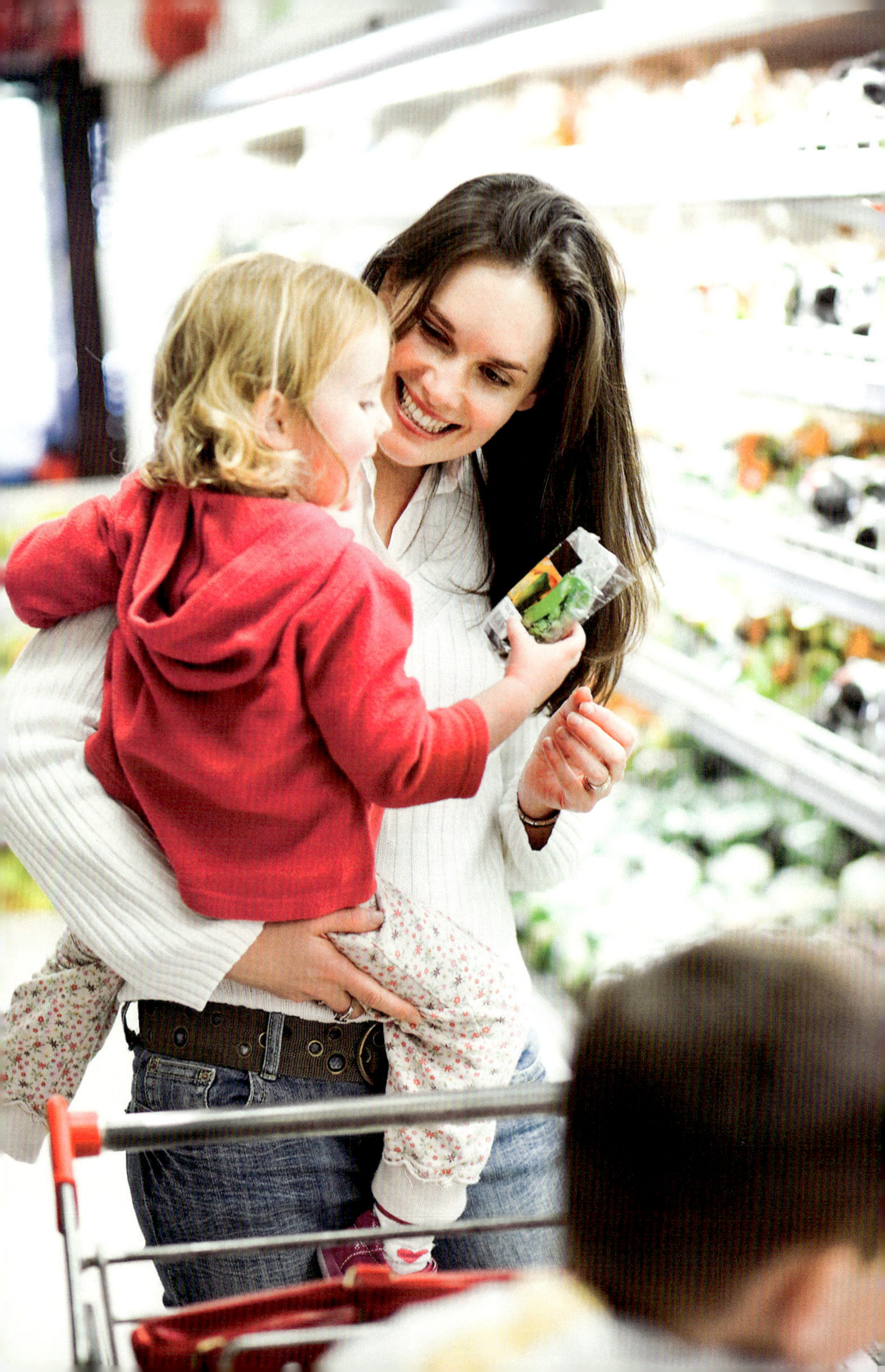

VORWORT

Eisenmangel ist die häufigste Mangelerscheinung weltweit: Bis zu zwei Drittel der Weltbevölkerung sind davon betroffen. Eisenmangel ist typischerweise mit Mangelernährung verknüpft: Frauen und Kinder in Ländern der Dritten Welt sind bis zu 100 % davon betroffen. Eisenmangel kann daher praktisch als Folge von Unterernährung bezeichnet werden. Umso erstaunlicher ist es, dass in der westlichen Welt, also dort, wo Hunger und Durst jederzeit gestillt werden können, Eisenmangel bei einer von zehn Frauen oder bei einem von zehn Senioren oder Seniorinnen festgestellt wird.

Der Eisenmangel in Industriegesellschaften ist hauptsächlich selbst verschuldet. Nahrungsmittel werden nur noch über den Supermarkt bezogen – und dort sind sie durch ihre Haltbarkeit bestimmt. Lebensmittel, die nicht haltbar sind, können nicht Teil der Supermarkt-Nahrungskette werden. Das betrifft vor allem Vollkornprodukte, denn Eisen ist häufig in deren Schale bzw. Hülse gespeichert. Auch Fertignahrung ist immer häufiger eisenverarmt.

Eisenmangel entsteht aber nicht nur durch mangelnde Zufuhr, sondern auch durch vermehrten Verlust. Der Blut- und Eisenverlust durch die Monatsblutung ist bei Frauen im gebärfähigen Alter die häufigste Ursache von Eisenmangel. Nur selten, bei zirka 1–2 % der Bevölkerung, kommt es zu einem Blut- und Eisenverlust durch den Darm.

Dieses Buch soll als Leitfaden durch die Welt des Eisenmangels dienen: Eine umfassende medizinische Hintergrundinformation trägt zu einem besseren Verständnis bei und hilft Betroffenen, sich zu orientieren und richtige Maßnahmen zur Vermeidung bzw. Bekämpfung von Eisenmangel zu setzen. Zahlreiche Tipps für die praktische Umsetzung einer eisenreichen Ernährung sowie Kochrezepte sollen der allgemeinen Verbesserung der Eisenzufuhr dienen.

Wien, im Jänner 2013

Ilse Weiß
Christoph Gasche

EISEN – EIN ESSENZIELLES ELEMENT

Eisen ist eines der häufigsten Metalle auf der Erde und für die meisten Lebensformen essenziell. Der Kampf um wertvolles Eisen ist so alt wie die Menschheit selbst.

Die besondere Fähigkeit von Eisen, unterschiedliche Oxidationszustände einnehmen zu können, wird im menschlichen Körper vielfach genutzt. Viele chemische Reaktionen im Körper sind von Eisen abhängig, eine der wichtigsten ist der **Sauerstofftransport** aus den Lungen ins Gewebe. Andere Reaktionen betreffen die Energiegewinnung in der Zelle, die Vermehrung des genetischen Erbmaterials, die Produktion von Sauerstoffradikalen zur Immunabwehr, bestimmte Signalübertragungswege, bei welchen die Zellen miteinander kommunizieren, und nicht zuletzt die Produktion von Neurotransmittern, die unsere Hirn- und Nervenfunktion gewährleisten.
Diese besondere Fähigkeit von Eisen macht es aber gleichzeitig zu einem gefährlichen Metall: Eisen kann im freien Zustand durch Oxidation Zellschäden anrichten. Die Zellwand, Eiweißstoffe und auch Erbmaterial können durch freies Eisen geschädigt werden. Der Kör-

Formen von Eisen

Das häufig verwendete chemische Kürzel „Fe“ für Eisen entstammt der lateinischen Bezeichnung „ferrum“ für „Eisen“. Eisen kommt sowohl im Körper als auch in der Nahrung in verschiedenen chemischen Formen vor: In dreiwertiger Form (Fe^{3+}) ist es in den meisten pflanzlichen Lebensmitteln enthalten. In zweiwertiger Form (Fe^{2+}) ist es Bestandteil von tierischem Fleisch oder Blut.

Diese zwei biologischen Zustände sind vom Oxidationszustand abhängig. Die Umwandlung von Fe^{2+} in Fe^{3+} nennt man **Oxidation**, ein chemischer Prozess, bei dem Elektronen (negativ geladene Elementarteilchen) frei werden. Die Umkehrreaktion – also die Umwandlung von Fe^{3+} in Fe^{2+} – wird **Reduktion** genannt. Hierdurch wird ein Elektron aufgenommen. Dabei ändert sich auch die Farbe. Fe^{3+} ist in gelöster Form braun-rötlich; wir kennen das als Rost. Fe^{2+} ist im gelösten Zustand eher grünlich und kommt in der Natur kaum vor.

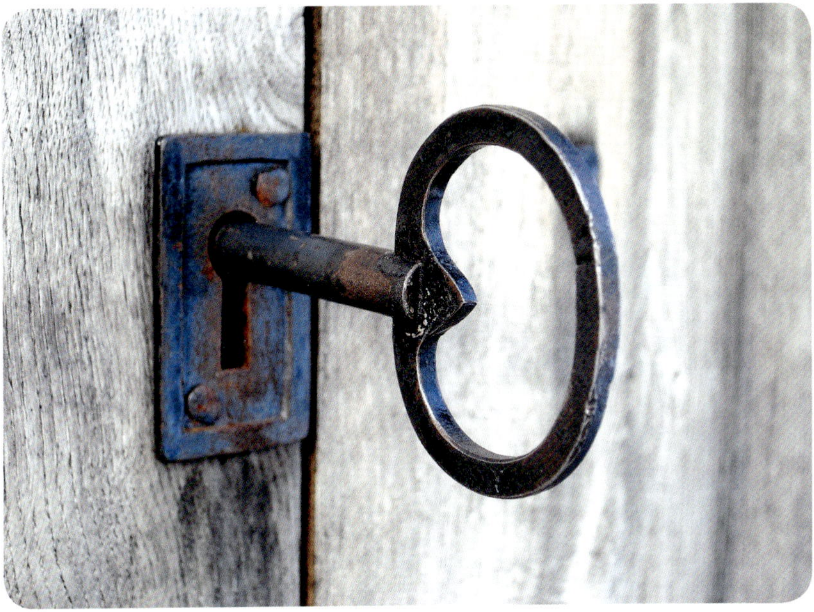

per hat daher eine Vielzahl komplexer **Regulationsmechanismen** entwickelt, die die Aufnahme, den Transport und die Bindung von Eisen kontrollieren. Durch eisenreiche Nahrung oder Eisentabletten kann es daher niemals zu einer Eisenüberladung kommen. Das findet sich nur bei einer bestimmten Erbkrankheit oder als Folge von vielen Bluttransfusionen bei seltenen Erkrankungen der Blutbildung.

Eisen und seine Funktion

Eisen im Hämoglobin bindet Sauerstoff und transportiert diesen ins Gewebe. Im Gewebe (also in allen Organen) wird der Sauerstoff von den Zellen aufgenommen und gelangt in die Mitochondrien, wo er der Energiegewinnung dient. Auch in den Mitochondrien, den zellulären Kraftwerken, spielt Eisen eine entscheidende Rolle für die ausreichende **Energieversor-**

Eisen ist das **wichtigste Schwermetall** im menschlichen Körper. Ein gesunder Erwachsener hält 55 Milligramm (mg) Eisen pro Kilogramm Körpergewicht, bei 70 Kilogramm sind das also 3,85 Gramm. Das ist zirka das Zwei- bis Dreifache von Zink, das Fünfzig- bis Hundertfache von Kupfer und das Tausendfache von Selen. Rund 66 % des Körpereisengehalts sind an Hämoglobin, unseren roten Blutfarbstoff, gebunden.

gung. Entscheidend hierfür ist also nicht nur der Hämoglobingehalt im Blut, sondern der Eisengehalt in jeder einzelnen Zelle, insbesondere bei Organen mit hohem Energieverbrauch (z. B. Gehirn). Dieser zelluläre Eisengehalt lässt sich im Labor nur indirekt bestimmen. Der beste Marker hierfür ist das Ferritin, unser zellulärer Eisenspeicher (siehe Tabelle unten).

Eisenverteilung im Körper

Unterschiedliche Gewebe enthalten unterschiedlich viel Eisen. Stoffwechselaktive Organe wie Hirn, Herz- und Skelettmuskel, die Leber, aber auch hormonbildende Drüsen sind eher eisenreich, Fettgewebe hingegen relativ eisenarm. Der untenstehenden Tabelle können Sie die prozentuelle Eisenverteilung im Körper entnehmen. Zusätzlich wird gezeigt, wie diese Verteilung bei einem Körpergewicht von 70 Kilogramm und einem Gesamteisenanteil von 3.850 mg aussieht:
Die Tatsache, dass 66 % des Eisens an Hämoglobin, den roten Blutfarbstoff, gebunden sind, bedeutet, dass sich fast zwei Drittel des Körpereisens in der Blutzirkulation befinden. Kommt es zum Blutverlust, verlieren wir daher mit dem Blut das wertvolle Metall. Das ist eine von mehreren Ursachen, die zu einem Eisenmangel führen können.

Eisenverteilung im Körper

Gewebeart	Eisenhaltiger Eiweißstoff	Eisenanteil in %	Eisenanteil in Milligramm
Blut	Hämoglobin – roter Blutfarbstoff	66 %	2.540 mg
	Transferrin – Eisentransporteiweiß	0,2 %	10 mg
Muskel	Myoglobin – Muskeleiweiß	5 %	190 mg
Leber, Milz	Ferritin – Eisenspeichereiweiß	19 %	730 mg
Alle Zellen	Eisen-Schwefel-Verbindungen, diverse Eiweißstoffe	10 %	380 mg

Quelle (adaptiert): Bothwell et al.: Iron Metabolism in Man, Blackwell Scientific Publications, Oxford, 1979.

EISENMANGEL – DIE HÄUFIGSTE MANGEL-ERSCHEINUNG WELTWEIT

Eisenmangel ist die häufigste Mangelerscheinung weltweit. Betroffen sind vor allem Frauen in Entwicklungsländern, besonders während der Schwangerschaft, aber auch Kinder und Jugendliche.

Eisenmangel lässt sich in drei Stufen einteilen:

1) Eisenspeichermangel
2) Eisendefizitäre Blutbildung
3) Eisenmangelanämie

Blutarmut – oder „Anämie" – ist die unausweichliche Folge von Eisenmangel, was wiederum zu einer Störung der Blutneubildung führt.
Allgemein haben Frauen weniger rote Blutkörperchen als Männer (4,0–5,4 Millionen pro Mikroliter Blut bei Frauen und 4,6–6,2 Millionen pro Mikroliter Blut bei Männern). Wenn aber noch Eisenmangel hinzukommt und sich das Blut nicht erneuern kann, sind zu wenig roter Blutfarbstoff (Hämoglobin) und zu wenige rote Blutkörperchen (Erythrozyten) die Folge.

Das hat schwerwiegende Konsequenzen: Im Körper kann nicht ausreichend Sauerstoff transportiert werden. Zu wenig Sauerstoff im Gewebe führt zu der Meldung ans Herz, dass es schneller schlagen soll, und an die Lunge, dass sie häufiger atmen muss. Das wiederum führt zu Herzrasen und Luftnot, vor allem bei körperlicher Anstrengung. Dieser Zustand kann bis zu einem gewissen Grad ausgeglichen werden. Eine lang andauernde Anämie führt aber zu einer **Herzmuskelschwäche**, schwere Anämie kann sogar zum Tod führen. Es mag unglaublich klingen, aber man kann an Eisenmangel sterben. In der Dritten Welt ist das ein häufiges Problem, aber auch in Industrieländern kann es bei nicht erkanntem Eisenmangel dazu kommen.

Anämie wird daher in eine leichte (Hämoglobin über 10 g/dl), schwere (Hämoglobin von 7–10 g/dl) oder lebensbedrohliche Anämie (Blutarmut; Hämoglobin unter 7 g/dl) unterteilt.

Wie kommt es zu Eisenmangel?

Es gibt drei Möglichkeiten, wie ein Eisenmangel entstehen kann:

1) durch mangelnde Eisenzufuhr
2) durch erhöhten Eisenbedarf
3) durch Eisenverlust

Eisenmangel durch mangelnde Eisenzufuhr

Zu wenig Eisenaufnahme entsteht durch allgemeine **Mangelernährung** (typisch für Entwicklungsländer), eisenarme Nahrung bzw. verschiedene **Diäten** (typisch für Industrieländer) oder durch eine gestörte Eisenresorption bzw. **Eisenaufnahme** im Darm. Letzteres findet sich bei verschiedenen (oft symptomlosen) Erkrankungen des Magens und oberen Dünndarms.

Immer öfter wird eine mangelnde Säureproduktion nicht durch eine Erkrankung, sondern durch chronische Tabletteneinnahme ausgelöst: Sogenannte **„Magenschutz"-Medikamente** (z.B. Protonenpumpenhemmer) blockieren nämlich die Säureproduktion äußerst wirkungsvoll. Dabei handelt es sich um die am häufigsten von Ärzten verordneten Medikamente. Speziell bei Senioren dürfte das auch zu einer Zunahme von Eisenmangel führen.

Durch mangelnde Säureproduktion im Magen kann Eisen nicht entsprechend aus der Nahrung gelöst werden. Dies wird häufig über eine Gastritis (Entzündung der Magenschleimhaut), durch eine Infektion (mit der Bakterienart Helicobacter pylori) oder immunologische Ursachen (Autoimmungastritis) ausgelöst.

Viel seltener sind Erkrankungen des Zwölffingerdarms bzw. des oberen Dünndarms, wie z.B. die **Glutenunverträglichkeit** (Zöliakie). Patienten mit unbehandelter Glutenunverträglichkeit weisen immer einen schweren Eisenmangel auf bzw. ist Eisenmangel ein klassisches Frühsymptom.

Patienten mit verschiedenen **chronisch entzündlichen Erkrankungen** (z.B. chronische Polyarthritis – Gelenksrheuma) oder fortgeschrittenen **Tumorerkrankungen** können Eisen ebenfalls schlecht aus der Nahrung aufnehmen. Das trifft aber nur auf die aktiven Erkrankungsphasen zu. Ist die Entzündung bzw. der Tumor unter Kontrolle, funktioniert die Eisenaufnahme wieder.

Patienten nach **Magen- oder Dünndarmoperationen** (z.B. Magenbypass) haben ebenfalls ein großes Problem mit der Eisenresorption. Diese Patienten können nicht einmal konzentriertes Eisen aus Tabletten aufnehmen. Hierbei gibt es die Möglichkeit von Eiseninfusionen, die für diese Patientengruppe zum Teil lebensnotwendig sind.

Eisenmangel durch erhöhten Eisenbedarf

Ab der zwölften Schwangerschaftswoche steigt der Eisenbedarf dramatisch an. Das Wachstum des Fötus, die Plazenta (Mutterkuchen) und die Zunahme des Blutvolumens verlangen nach der fünf- bis sechsfachen täglichen Eisenzufuhr. Eisenmangel in der **Schwangerschaft** ist ein häufiges und ernst zu nehmendes Problem, weshalb alle Schwangeren vorsorglich mit Eisentabletten (bzw. eisenhaltigen Multivitamintabletten) behandelt werden.

Auch **Ausdauersportler** haben einen erhöhten Eisenbedarf (siehe S. 48), der zu Eisenmangel führen kann.

Eisenmangel durch Eisenverlust

Eisen verliert man mit dem Blut. Bei Frauen zwischen der Pubertät und der Menopause ist das üblicherweise durch die **Monatsblutung** bedingt. Deshalb ist Eisenmangel ein typisches Frauenproblem. Viel zu selten sprechen Frauen mit starken Blutungen dieses Problem bei ihrem Arzt an, da sie häufig annehmen, dass das normal sei und es keine Behandlung dafür gibt. Die moderne Medizin hat aber eine Vielzahl von Methoden entwickelt, um Frauen mit zu starker Monatsblutung helfen zu können.

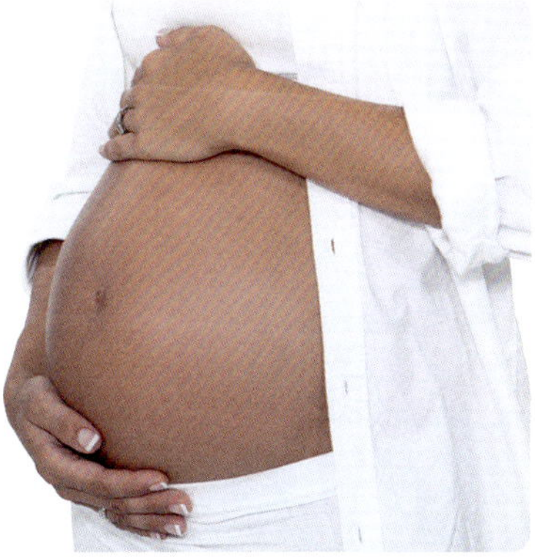

Auch schwere Blutungen nach einer **Verletzung**, einem **Unfall** oder einer **Operation** führen zu Eisenmangel. Da dies in der Regel nur einmalige Ereignisse sind, kann der Körper den Eisenverlust in den folgenden Monaten aber wettmachen.

Anders ist das bei unerkannten **Blutungen** aus dem Magen-Darm-Trakt. Der Blutverlust (wenn nicht im Stuhl sichtbar) wird von Patienten lange Zeit nicht wahrgenommen, bis sie aufgrund des fortgeschrittenen Eisenmangels zum Arzt oder ins Krankenhaus kommen.

Moderne endoskopische Verfahren (Magenspiegelung, Darmspiegelung, Kapselendoskopie) helfen einerseits, die Blutungsquelle im Magen oder Darm festzustellen; andererseits gelingt es meist im Rahmen der Endoskopie (aus dem Griechischen für „in das Innere sehen"), die Blutung zu stillen. Alle Arten der Schleimhautschädigung können zu einem Blutverlust im Magen-Darm-Trakt (gastrointestinaler Blutverlust) führen.

Die **Ursachen für Blutungen** sind vielfältig und meist gutartig: Magen- oder Zwölffingerdarmgeschwüre, kleine Blutgefäßerweiterungen (Angiodysplasien), chronisch entzündliche Darmerkrankungen (Colitis ulzerosa, Morbus Crohn), Dickdarmpolypen und vieles mehr. Das eine oder andere Mal kann auch ein unerkannter Tumor (meist Darmkrebs) die Ursache für einen Eisenmangel sein. Deshalb ist Eisenmangel ein wichtiges Symptom, das weiter abgeklärt werden muss.

Aspirin oder **Schmerzmedikamente** (sogenannte nichtsteroidale Antirheumatika) führen oft zu blutenden Schleimhautschäden. Außerdem reduzieren diese Medikamente die Blutgerinnung, was einen Blutverlust verstärken kann. Andere blutgerinnungshemmende Medikamente bei Herz- oder Gefäßerkrankungen oder nach einem Schlaganfall führen bei fast 10 % der Betroffenen zu einem Blutverlust im Magen-Darm-Trakt. Das wird allerdings – im Vergleich zu einem möglichen Herzinfarkt oder erneuten Schlaganfall – als ein geringeres Übel betrachtet. Auch dabei wird die gastrointestinale Endoskopie zur Blutstillung eingesetzt.

In der Praxis sind es oft **Kombinationen mehrerer Ursachen** (z. B. Gastritis mit eingeschränkter Eisenaufnahme und vermehrter Eisenverlust durch starke Monatsblutung), die zu einem Eisenmangel führen. Eine medizinische Abklärung beim Hausarzt oder Spezialisten ist in jedem Fall wichtig.

Entstehung von Eisenmangel im Überblick
Eisenmangel entsteht durch ...

... mangelnde Zufuhr	... erhöhten Bedarf	... Eisenverlust
eisenarme Ernährung	in der Schwangerschaft	Monatsblutung
Gastritis	bei Ausdauersportlern	Unfall, Operation
Glutenunverträglichkeit	im Wachstum	Magen-Darm-Geschwüre
Magenschutzmedikamente nach Magenoperationen		Angiodysplasien (Fehlbildungen von Blutgefäßen)
		blutgerinnungshemmende Medikamente

Woran merke ich einen Eisenmangel?

Eisenmangel entsteht meist langsam. Daher treten die Symptome nicht plötzlich auf, sondern schleichen sich ein, sodass sie oft nicht wahrgenommen werden. Da Eisen in jeder Zelle benötigt wird, sind die Mangelerscheinungen vielfältig.

Eisenverteilung im Körper

Neurologische Veränderungen sind ebenfalls typisch für Eisenmangel:

- Chronische **Müdigkeit** und **Abgeschlagenheit** treten oft schon bei geringem Eisenmangel, also ohne Blutarmut, auf.
- **Einschlaf-** und **Durchschlafstörungen** verschlechtern diese Situation zusätzlich.
- Dem kann nicht selten ein **Restless Legs Syndrom** zugrunde liegen: Dabei handelt es sich um einen Bewegungsdrang der Beine, der üblicherweise von einem unangenehmen Gefühl (Parästhesien wie Kribbeln oder Brennen in den Beinen, Dysästhesien wie Schmerz durch Berührung, sonstige Missempfindungen) begleitet wird. Dieser Bewegungsdrang tritt vermehrt in Ruhe- und Entspannungssituationen, besonders abends, auf. Durch Bewegung der Beine kommt es teilweise oder vollständig zu einer Erleichterung der Symptome. Oftmals wissen Betroffene nicht, dass sie an diesem Syndrom leiden. Im Schlaflabor lässt sich das aber eindeutig diagnostizieren. Man nimmt an, dass die Ursache dafür in einer verminderten Aktivität der Tyrosinhydroxylase liegt, einem eisenabhängigen Enzym, das ohne Eisen keine Aktivität ausüben kann.
- **Kopfschmerzen, Schwindel, Konzentrationsschwäche, Stimmungsschwankungen** und **fehlende Lust auf Sex** können ebenfalls durch Eisenmangel ausgelöst bzw. verstärkt werden.

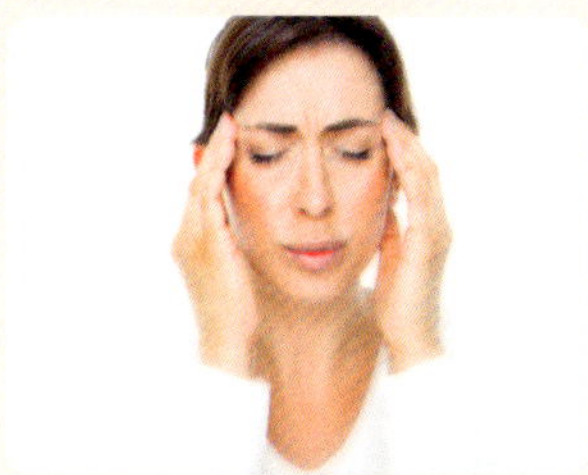

Kosmetische Veränderungen bei Eisenmangel

Kosmetische Veränderungen an Nägeln und Haaren sind ein typisches Merkmal:

- Die **Nägel** werden weicher, brüchig und können Längsrillen aufweisen.
- **Haare** fallen vermehrt aus, wobei es kein umschriebener (nur bestimmte Stellen der Kopfhaut betreffend), sondern ein diffuser, d. h. gleichmäßig über den Kopf verteilter Haarausfall ist. Beim Kämmen oder Waschen fällt dies besonders bei langen Haaren auf.
- Auch **offene Mundecken** sind klassisch durch Eisenmangel hervorgerufen.
- Veränderungen an **Schleimhäuten** (glatte Zunge) und **Schluckstörung** treten erst bei fortgeschrittenem Eisenmangel auf.

Checkliste Eisenmangel: Welche Fragen sollte ich mir stellen?

Die Beantwortung der folgenden Fragen soll Ihnen helfen, einen möglichen Eisenmangel zu entdecken:

- Haben Sie brüchige bzw. längs gerillte Nägel?
- Bemerken Sie vermehrten Haarausfall oder eingerissene Mundecken?
- Fühlen Sie sich außerstande, sich zu konzentrieren bzw. sich Dinge zu merken?
- Fühlen Sie sich erschöpft, energielos oder abgeschlagen?
- Halten Sie die Müdigkeit, die Sie erleben, für abnormal?
- Schränkt Sie Ihre Müdigkeit ein, Ihre Arbeit zu leisten, sich mit Freunden zu treffen oder jene Aktivitäten auszuführen, die Ihnen Freude bereiten?
- Bemerken Sie abendlichen bzw. nächtlichen Drang, aufgrund eines unangenehmen Empfindens die Beine zu bewegen?
- Haben Sie in letzter Zeit weniger Lust auf Sex?
- Für Sportler: Merken Sie beim Training eine mangelhafte Leistungssteigerung bzw. eventuell sogar einen Leistungsabfall?
- Für Nichtsportler: Bemerken Sie bei körperlicher Anstrengung vermehrt Luftnot oder Herzrasen?
- Wurde jemals bei Ihnen Blutarmut festgestellt?

Je mehr Fragen Sie mit „Ja“ beantworten, desto höher ist die Wahrscheinlichkeit, dass ein Eisenmangel vorliegt. Ein Verdacht soll in jedem Fall medizinisch abgeklärt werden.

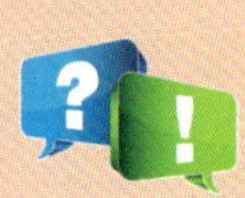

Wie kann ich einen Eisenmangel sicher feststellen lassen?

Durch eine Blutabnahme lässt sich Eisenmangel sicher feststellen. Dabei muss einerseits ein komplettes **Blutbild**, zur Anzahl aller roten und weißen Blutkörperchen sowie Blutplättchen, erstellt werden. Andererseits bestimmt man die Eisenspeicher mittels **Ferritinmessung** (Ferritin ist ein Protein, das für die Eisenspeicherung verantwortlich ist) und das in der Zirkulation befindliche Eisen mittels Messung von Transferrin (ein Protein, das für den Eisentransport verantwortlich ist) und **Transferrinsättigung** (siehe S. 19).

Wie kann ich meine Blutwerte richtig interpretieren?

Die unteren Normalwerte für das rote Blutbild (Erythrozyten bzw. rote Blutkörperchen, Hämoglobin, Hämatokrit) unterscheiden sich bei Frauen, Männern, Schwangeren und Kindern. Genaue Grenzwerte können Sie der nachfolgenden Tabelle entnehmen. Diese Werte entsprechen den Empfehlungen der Weltgesundheitsorganisation (WHO) aus dem Jahr 1968 und sollten bei Blutuntersuchungen als Normalwerte angegeben sein. Nicht alle medizinischen Laboratorien halten sich an diese WHO-Empfehlungen, sondern richten sich nach eigenen, regional unterschiedlichen Normalwerten, die zum Teil deutlich voneinander abweichen können.

Zu beachten ist, dass sich der **Hämoglobinspiegel** mit dem Lebensraum ändert: Der Körper versucht, den niedrigen Sauerstoffpartialdruck in großen Höhen durch vermehrte Hämoglobinproduktion auszugleichen. Bevölkerungen, die

Untere Grenzwerte für das rote Blutbild

	Hämoglobin (roter Blutfarbstoff)		Hämatokrit (feste Blutbestandteile)
	g/dl	mmol/l	%
Kinder (6 Monate – 5 Jahre)	11,0	6,83	33
Kinder (5–11 Jahre)	11,5	7,14	34
Kinder (12–13 Jahre)	12,0	7,45	36
Frauen	12,0	7,45	36
Schwangere	11,0	6,83	33
Männer	13,0	8,07	39

Quelle: Blanc et al.: Nutritional anaemias. Report of a WHO Scientific Group, WHO TechRepSer, 1968, 405, 1–40.

in großer Höhe leben (z. B. Alpen, Anden, Himalaya), weisen deutlich höhere Hämoglobinwerte auf. Diesen Anstieg des Hämoglobins nutzen Leistungssportler durch Höhentraining.
Der mittlere Hämoglobinspiegel ist nicht nur vom Geschlecht, sondern auch von der genetischen Herkunft und vom Lebensalter abhängig. So haben z. B. Kaukasier generell einen höheren Hämoglobinspiegel als Afrikaner. Bei Männern ist der Wert mit 20 Jahren am höchsten und fällt langsam mit dem Alter. Bei Frauen ist dies umgekehrt: Durch das Einsetzen der Monatsblutung und durch wiederholte Schwangerschaften ist der Hämoglobinspiegel bei Frauen im Alter von 20 Jahren am niedrigsten und steigt bis zum sechzigsten Lebensjahr kontinuierlich.

Ziel einer guten eisenreichen Ernährung oder Eisensubstitution ist nicht, den unteren Hämoglobingrenzwert zu erreichen, sondern den **mittleren Hämoglobinspiegel** für das jeweilige Geschlecht und Alter.

Ferritin

Mittels Ferritin wird der Eisenspeicherwert analysiert.

Die Werte für Ferritin sind leider nicht so einfach interpretierbar wie für Hämoglobin. Ferritinkonzentrationen unter 30 Nanogramm pro Milliliter (ng/ml) sind in fast allen Fällen mit einem Mangel an Eisenreserven verbunden. Bei speziellen Symptomen oder Krankheitsbildern sollte das Ferritin aber höher sein. Bei Patienten mit Restless Legs Syndrom empfiehlt die Amerikanische Neurologische Fachgesellschaft, Ferritinwerte zumindest über 80 ng/ml zu halten, um eine ausreichende Eisenversorgung für die Dopaminsynthese im Gehirn zu gewährleisten. Dieser Wert ist bei Frauen mit mittelstarker Monatsblutung nur schwer allein durch Nahrung aufrechtzuerhalten. Eisensubstitution mittels Tabletten und Infusionen ist meist notwendig, um eine Verbesserung zu erzielen.

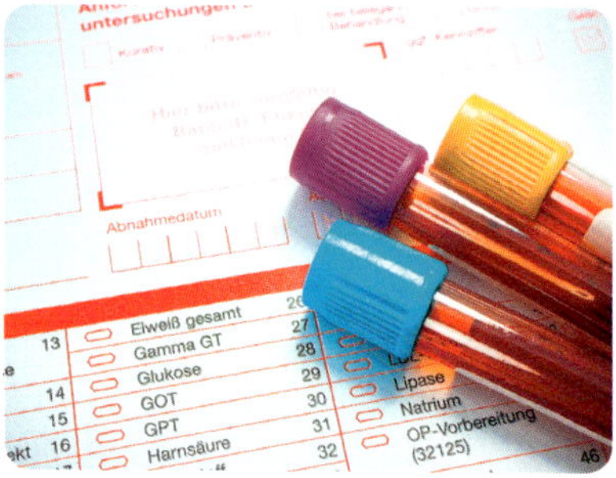

Transferrin und Transferrinsättigung

Transferrin ist jener Eiweißstoff, der für den Transport von Eisen im Blut und damit für die Versorgung aller Körperzellen zuständig ist. Mit der Transferrinsättigung bestimmt man den Eisengehalt des Transferrins. Bei Eisenmangel kommt es als Ausgleich zu einer vermehrten Transferrinausschüttung, die gemessenen Blutwerte sind dann zu hoch. Die Transferrinsättigung aber ist zu niedrig.

Wirklich schwierig wird es mit der Interpretation des Ferritin- und Transferrinwerts, wenn gleichzeitig mit dem Eisenmangel auch **Entzündungsvorgänge** oder eine **Tumorerkrankung** vorliegen. Dabei sind verschiedene Blutwerte erhöht (z. B. auch die Blutsenkungsgeschwindigkeit oder die Anzahl der weißen Blutkörperchen). Dann liegt der empfohlene untere Richtwert für Ferritin bei 100 ng/ml. Im Rahmen von Entzündungsreaktionen kommt es auch zu einer Verteilungs- und Aufnahmestörung. Eisen wird schlechter aus dem Darm aufgenommen und nicht entsprechend an Transferrin abgegeben. Dadurch sinkt das in der Zirkulation verfügbare Eisen (Transferrinsättigung) und es kann zu einer Unterversorgung diverser Organe kommen, auch wenn die Eisenspeicher (Ferritinwerte) hoch sind.

Wie wird Eisenmangel behandelt?

Die Entscheidung, wie behandelt werden soll, hängt vor allem vom Schweregrad des Eisenmangels ab.

Die wichtigsten Behandlungsformen von Eisenmangel sind:

- Eiseninfusionen/ intravenöses Eisen
- eisenhaltige Medikamente
- Nahrungsergänzungsmittel
- Diät

Laborwerte für Eisenspeicher und Eisentransport im Überblick

		Eisenmangel	Normalzustand	Eisenüberladung
Eisenspeicher	Ferritin (ng/ml)	unter 30	30–300	über 1000
Eisentransport	Transferrin (mg/dl)	über 400	200–400	unter 200
Eisentransport	Transferrinsättigung (%)	unter 16	16–45	über 45

Eiseninfusionen/ intravenöses Eisen

Liegt eine schwere oder sogar lebensbedrohliche Anämie (Blutarmut) vor bzw. führt eine andere Therapieform nicht zum Erfolg, sind **Eiseninfusionen** die Therapie der Wahl. Auch bei bestimmten Erkrankungen (siehe S. 23) ist die intravenöse Eisenverabreichung angezeigt. Im deutschsprachigen Raum gibt es dafür verschiedene Präparate im Handel, die bei richtiger Anwendung zumeist gut verträglich sind (siehe Tabelle unten).

Bei **Eisendextran** gibt es häufig allergische Reaktionen, weshalb diese Produkte zumeist nur noch im veterinärmedizinischen Bereich genutzt werden. Diese allergischen Reaktionen sind bei Eisensaccharose und Eisencarboxymaltose nicht bekannt.

Zumeist werden Eiseninfusionen im Krankenhaus gegeben. Es gibt auch spezialisierte Zentren (z.B. Loha for Life, www.lohaforlife.at), die diese Infusionstherapie ambulant durchführen. Eiseninjektionen in den Gesäßmuskel sollte man sich nicht geben lassen.

Übersicht: In Österreich vertriebene Eiseninfusionen

	Eisenmenge pro Ampulle	Maximale Einzeldosis	Infusionsdauer
Eisen-Dextran			
CosmoFer®	100 mg	1000 mg	4–6 Stunden
Eisen-Saccharose			
Venofer®	100 mg	200 mg	mind. 30 Min.
FerMed®	100 mg	200 mg	mind. 30 Min.
Eisen-Carboxymaltose			
Ferinject®	500 mg	500 mg 1000 mg	mind. 6 Min. mind. 15 Min.
Eisen-Isomaltosid			
Monofer®	500 mg	500 mg 1000 mg	mind. 30 Min. mind. 60 Min.

Quelle: Austria Codex, 2012.

Eisenhaltige Medikamente

Eisenhaltige Präparate mit höherer Konzentration werden als Medikamente gewertet. Diese sind **verschreibungspflichtig** und ausschließlich in Apotheken zu beziehen. In Österreich sind mehrere Produkte – vom Saft bis zur Brausetablette – erhältlich. In den meisten Fällen sind diese billiger als alternative Nahrungsergänzungsmittel.

Bei allen Präparaten handelt es sind um zweiwertige Eisenverbindungen (Fe^{2+}). Unterschiede bestehen in der Art des Eisensalzes (Eisensulfat, Eisenfumarat, Eisengluconat), in der Konzentration pro Kapsel/Tablette und in der Art der Herstellung (säureresistente Galenik).

Einnahme von eisenhaltigen Präparaten

Generell empfiehlt sich die Einnahme am Morgen auf nüchternen Magen mit einem Glas frisch gepresstem Orangensaft, der ausreichend Vitamin C liefert.

Säureresistente Präparate wurden entwickelt, da Eisentabletten häufig Magenschmerzen verursachen, speziell bei Patienten mit Entzündung der Magenschleimhaut (Gastritis). Säureresistent bedeutet, dass sich die Tablette oder Kapsel nicht im Magen auflöst, sondern erst viel später. Wirklich sinnvoll sind diese Präparate aber

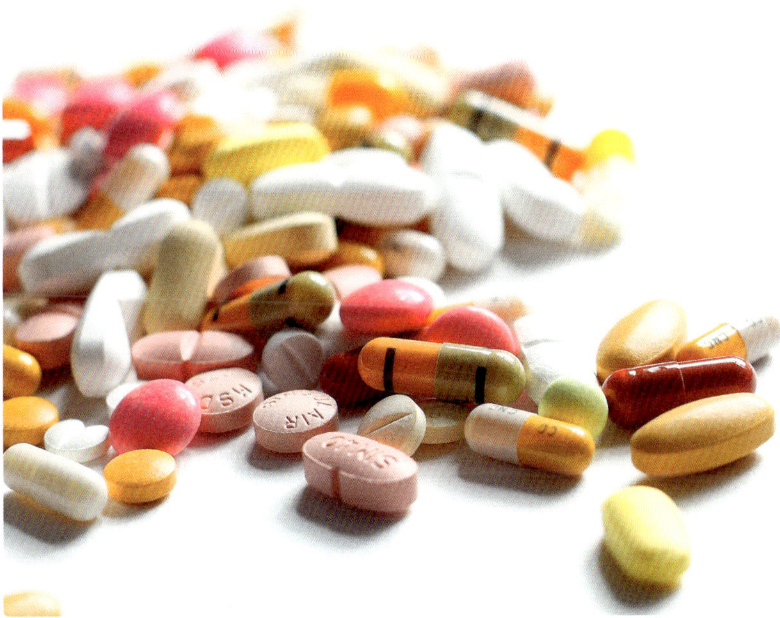

nicht: Das Aufspalten des Eisens im Magen ist ja eine wesentliche Voraussetzung für eine erfolgreiche Aufnahme in den Körper, die im Zwölffingerdarm, also gleich nach dem Magen, stattfindet. Experten halten daher diese säureresistenten Produkte für fragwürdig, da sie eine niedrige Bioverfügbarkeit (Prozent des aufgenommenen Eisens) haben. Eisen aus diesen Produkten wird also weniger in den Körper aufgenommen und vermehrt mit dem Stuhl ausgeschieden, was an der dunklen Verfärbung einfach zu erkennen ist.

Hohe Eisenkonzentrationen im Darm führen nicht nur zu einer Veränderung der Stuhlfarbe, sondern auch der Toilettengewohnheiten. Bei vielen Patienten kommt es durch Eisentabletten zu **Darmträgheit** und **Verstopfung**, eher selten zu Durchfall. Diese Magen-Darm-Nebenwirkungen sind bei zumindest einem von fünf Patienten zu beobachten und führen oft zum Abbruch der Behandlung.

Im Rahmen von **schweren Entzündungen** wird die Eisenaufnahme vom Körper selbst blockiert – mit dem Ziel, Eisen aus dem Blut zu entfernen. Bei schweren Infektionen ist eisenreiches Blut ein ideales Nährmedium für Bakterien, für deren Vermehrung Eisen ebenso essenziell ist wie für den Menschen. Der Körper schüttet dabei dasselbe Hormon aus, das vor Eisenüberladung schützt: Hepcidin. Dadurch wird sowohl die Eisenaufnahme aus dem Darm als auch aus dem Eisen-Recycling-System verhindert und die Eisenkonzentration im Blut (Transferrinsättigung) sinkt, während die Eisenspeicher gefüllt bleiben. Sollte in einer solchen Situation aber Eisenmangel vorliegen, kann dieser nicht durch Tabletteneinnahme ausgeglichen werden.

Manche Ärzte meinen, dass die langjährige Einnahme von Eisentabletten auch die Entstehung von **Darmkrebs** fördern kann. Die genaue Ursache ist unbekannt. In Tiermodellen konnte z. B. gezeigt werden, dass Eisen vor allem in Kombination mit einer Darmentzündung die Tumorentstehung beschleunigt.

Kombination von Magenschutz und Eisentabletten

Ein weiterer Unsinn, der oft in der Praxis beobachtet wird, ist die gemeinsame Einnahme von „Magenschutz“ und Eisentablette, mit dem Ziel, die Magenverträglichkeit zu verbessern. Magenschutzpräparate blockieren die Bildung von Magensäure, die allerdings für das Aufspalten und die Resorption von Eisen notwendig ist. Die gemeinsame Einnahme mag die Verträglichkeit verbessern, behindert aber schließlich die Eisenaufnahme und behebt nicht den Eisenmangel.

Vorsicht bei der Einnahme von Eisentabletten bei Magen-Darm-Erkrankungen

- Bei bestimmten Erkrankungen sollte man Eisentabletten nur mit äußerster Vorsicht einnehmen. Dazu gehören die **chronisch entzündlichen Darmerkrankungen** Colitis ulzerosa und Morbus Crohn. Denn auch von den besten Eisentabletten werden nicht mehr als 20 % des Eisens aufgenommen. Die 80 % des zweiwertigen Eisens, die im Darm verbleiben, können oxidieren, zur Sauerstoffradikalbildung führen und so die Darmentzündung verstärken. Durch den chronischen Blutverlust aus den Darmgeschwüren ist diese Patientengruppe aber oft von Eisenmangel betroffen. Hier sind **Eiseninfusionen** eine gute Alternative.
- Auch Patienten mit **Reizdarm-** oder **Reizmagensyndrom** sollten mit der Einnahme von Eisentabletten aufpassen. Oft verschlechtern sich die Magen-Darm-Beschwerden, was häufig zum Abbruch der Eisenbehandlung führt. Eine mögliche Ursache für die Verschlechterung der Beschwerden kann eine Verschiebung der Darmflora (Mikrobiota) sein.

Für die Praxis gilt, dass Eisentabletten nur **maximal über 3 Monate pro Jahr** eingenommen werden sollten. Ist der Eisenbedarf damit nicht gedeckt, sollte zu Eiseninfusionen gegriffen werden.

In Österreich vertriebene Eisenmedikamente zum Schlucken im Überblick

Eisensalz (Spezialitätenname)	Eisenmenge pro Tablette bzw. Kapsel	Darreichungsform	Säureresistente Galenik/ Herstellung
Eisensulfat			
Aktiferrin	34,5 mg	Kapseln, Saft, Tropfen	Nein
Tardyferon	80 mg	Tabletten	Ja
Ferrogradumet	105 mg	Tabletten	Ja
Eisenfumarat			
Ferretab	100 mg	Kapseln (mit Vitamin C)	Ja
Eisenglukonat			
Lösferron Forte	80,5 mg	Brausetabletten (mit Vitamin C)	Nein

Quelle: Austria Codex, 2012.

Eisenpräparate und eisenhaltige Nahrungsergänzungsmittel in Deutschland

Produktname	Darreichungsform	Vertrieb
Aktiferrin N	Dragees	Merckle Recordati
Alnavit Eisen + C mit Vitamin C aus Acerola	Kapseln	Alnavit
Altapharma Eisen + Vitamine	Brausetabletten	Rossmann
Crownvita Eisen + Vitamin C + Histidin	Kapseln	Districon
Das Gesunde Plus Eisen + Vitamin C	Brausetabletten	dm
Doppelherz Aktiv Eisen + C + Histidin + Folsäure	Tabletten	Queisser (Drogerie)
Dreisafer	Filmtabletten	Gry-Pharma
Eisen – Sandoz	Brausetabletten	Sandoz
Eisensulfat Lomapharm 65 mg	überzogene Tabletten	Lomapharm
Eisentabletten – Ratiopharm 50 mg	Filmtabletten	Ratiopharm
Eryfer 100	Hartkapseln	Cassella-med
Ferrlecit 2	Tabletten	Sanofi Aventis
Ferro Sanol Duodenal	Kapseln	Sanol
Ferro – Folgamma	Kapseln	Wörwag
Ferro – Folsan	überzogene Tabletten	Desma
Ferrum Hausmann	Lösung	Astellas
Ferrum Verla	überzogene Tabletten	Verla-Pharm
Floradix Kräuterblut Eisen – Folsäure	Dragees	Salus (Reformhaus)
Floradix Kräuterblut mit Eisen	pflanzliches Tonikum, alkoholfrei	Duopharm
Folicombin	überzogene Tabletten	Mibe
Folsäure	Eisensaft	Riemser Arzneimittel
Haemoprotect 100	Kapseln	Betapharm
Hämatopan 100	überzogene Tabletten	Dr. August Wolff
Krüger Eisen + Vitamin C	Brausetabletten	Krüger (Drogerie)
Lösferron	Brausetabletten	Lilly Pharma
Plastufer 100 mg	Weichkapseln	Valeant
Plastulen N	Weichkapseln	Stada
Rabenhorst plus Eisenblut	Saft	Rabenhorst (Reformhaus)
San-Vi-San Eisen + Vitamin C	Brausetabletten	Ihr Platz
Sanct Bernhard Eisen	Kapseln	Kräuterhaus Sanct Bernhard (Versand)
Tardyferon Depot-Eisen(II)-Sulfat	Retardtabletten	Pierre Fabre
Taxofit Eisen + Vitamin C	Kapseln	Klosterfrau (Drogerie)

Quelle: ÖKO-TEST Jahrbuch Kleinkinder, Eisen-Präparate, 2008.

Nahrungsergänzungsmittel

Eisenhaltige Präparate mit niedrigerer Konzentration werden als Nahrungsergänzungsmittel gewertet. Diese beinhalten meist zweiwertige Eisensalze (Fe^{2+} meist als Eisensulfat), sind nicht verschreibungspflichtig und neben Apotheken auch in diversen Drogeriemärkten zu beziehen. Besondere Formen, wie zum Beispiel Eisen aus pflanzlichen Extrakten, sind über spezielle Vertriebsnetzwerke (Partnerärzte, Onlinehandel) erhältlich. Moferrin® ist ein solches Eisenextrakt aus dem Curryblatt. Alle Produkte unterscheiden sich in der Zusammensetzung und jeweiligen Eisenkonzentration. Es empfiehlt sich, die Beschreibung der genauen Zusammensetzung zu lesen.

In den USA gibt es auch **Hämeisen** (Proferrin oder Bifera) im Handel. Dieses tierische Produkt hat den Vorteil, dass es aufgrund des enthaltenen Hämeisens im Vergleich zu Eisensalzen eine bessere Verwertbarkeit im Darm aufweist.

Diät

Eisensubstitution bzw. Eisenersatz durch Umstellung der Ernährung sollte als vorbeugende Maßnahme, als erster Schritt in der Behandlung von leichtem Eisenmangel und als Kombination zu anderen Therapieformen vorgenommen werden.

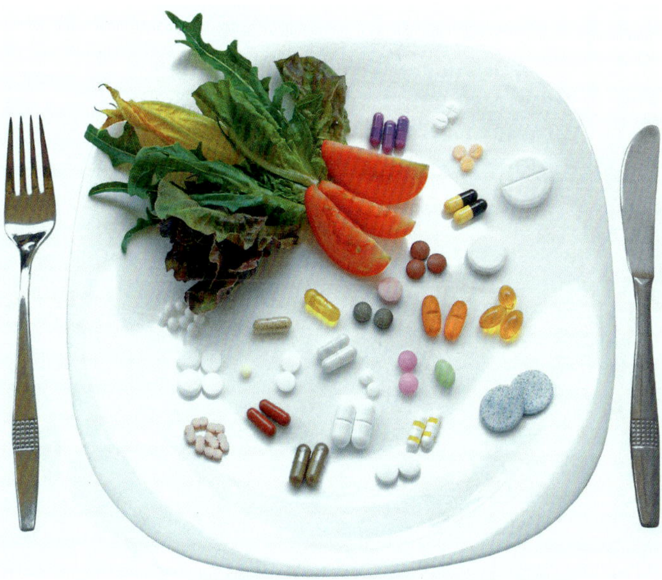

EISENÜBERLADUNG UND EISENMANGEL

Eisen – darf es etwas mehr sein?

Die alten Kelten haben die Eisenzeit so richtig ausgekostet. Durch eine bestimmte Veränderung im genetischen Code (Mutation) kam es zu einer Änderung der Regulation der Eisenaufnahme – und zwar in der Form, dass Eisen leichter in den Körper gelangt. Diese Mutation hat sich in den Gebieten, wo die Kelten gelebt haben, verbreitet und ist heute bei zirka jedem zehnten bis zwanzigsten Nordeuropäer zu finden. Diese **genetische Veränderung** hatte offenbar den Vorteil, dass Frauen leichter ans Eisen herankamen. Den Keltinnen ging es also besser.

Bei einem von 400 Männern führt die Mutation allerdings im Alter zu einer Eisenüberladung.

Bei einer **Eisenüberladung** lagert sich überschüssiges Eisen in verschiedenen Organen ab und verursacht durch die Bildung von Sauerstoffradikalen Organschäden – und zwar an Leber, Bauchspeicheldrüse, Herz, Gelenken und der Haut.

Betroffene sind ohne Beschwerden, solange es nicht zu einem nachhaltigen Organschaden kommt. Die Folgen sind Leberzirrhose, Zuckerkrankheit, Arthritis, Herzschwäche und verstärkte Hautpigmentierung. Die Erkrankung wird daher auch „Bronzediabetes“ genannt. Frauen sind durch die Monatsblutung vor einer Eisenüberladung geschützt, selbst wenn sie die Mutation in sich tragen.

Diagnose und Behandlung sind heutzutage einfach: Im Labor können die Eisenüberladung und der Gendefekt nachgewiesen werden. Das überschüssige Eisen wird den Betroffenen durch einen Aderlass (Blutentnahme) entfernt.

Eine Eisenüberladung kann auch die Folge von vielen Bluttransfusionen sein, wenn ein Problem mit der Blutbildung besteht. Das findet sich manchmal im Mittelmeerraum als eine vererbte Störung des roten Blutfarbstoffes (Thalassämie).

Eisen und Krebs

Tumorpatienten sind oft von Eisenmangel unterschiedlicher Stärke betroffen. Der Eisenmangel kann die Müdigkeit und allgemeine Schwäche noch verstärken. Der **Tumor stört die Eisenaufnahme** aus der Nahrung und kann, falls er im Magen-Darm-Trakt sitzt, auch zu Blut- und damit Eisenverlust führen.

Unter Medizinern besteht Uneinigkeit darüber, ob Patienten mit einer Krebserkrankung Eisen substituieren sollten. Die Befürworter sehen darin das geringere Übel als in alternativen Bluttransfusionen. Die Gegner befürchten hingegen, dass Eisen auch das Tumorwachstum und somit die Erkrankung fördert.

Viele Tumorzellen greifen selbst in den Eisenhaushalt ein. Sie versuchen, das Metall aus der Umgebung zu mobilisieren und aufzunehmen. Tumore haben daher reichlich Eisenreserven angelegt, und das selbst bei ausgeprägtem Eisenmangel im restlichen Körper. Es ist also schwer, den Tumor vor Eisen zu bewahren.

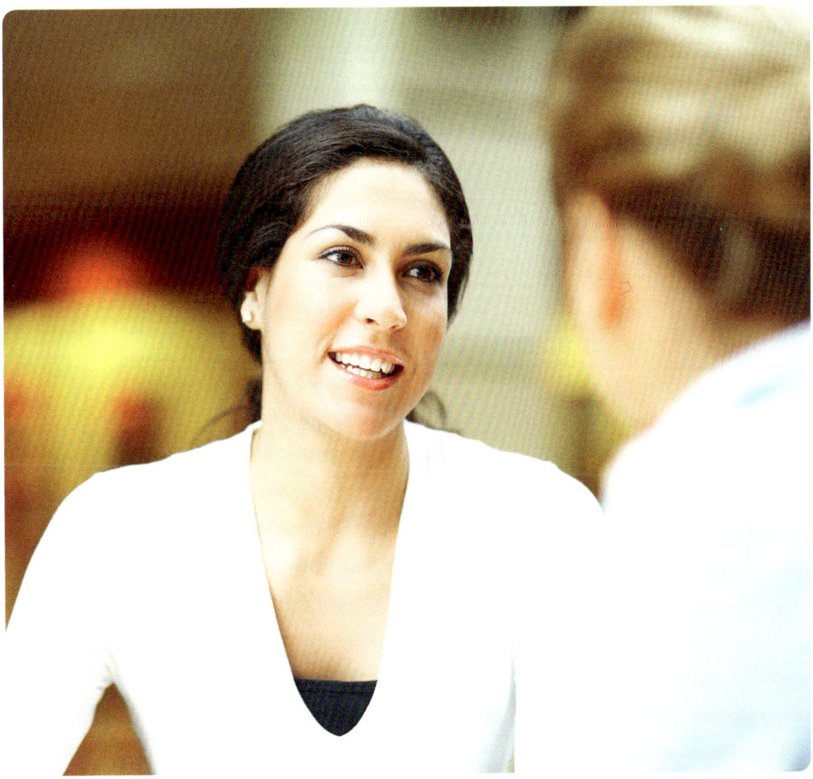

NAHRUNG ALS EISENLIEFERANT

Eisen kommt in der Nahrung in unterschiedlichen Eisenverbindungen vor, wobei dem sogenannten **Hämeisen** (eine Form, die nicht frei vorliegt, sondern im Hämoglobin der roten Blutkörperchen oder im Myoglobin, dem Sauerstofftransporter in der Muskulatur, gebunden ist) die größte Bedeutung in der Eisenversorgung zugeschrieben wird. Dieses kommt sowohl im menschlichen Körper als auch bei Säugetieren zu einem großen Teil im Blutkreislauf vor. Aus diesem Grund ist Fleisch ein ausgezeichneter Eisenlieferant, ebenso wie Blutwurst und Innereien, auch wenn sie nicht dem allgemeinen Geschmack entsprechen. Auch pflanzliche Nahrungsmittel wie Vollkorngetreide, Hülsenfrüchte und Gemüse weisen einen hohen Eisengehalt auf (siehe Tabelle S. 42 ff.), jedoch ist die Aufnahme in den Körper wesentlich komplexer. Unabhängig von der Art des Eisens wird immer nur ein Teil dessen, was mit der Nahrung gegessen wurde, im Darm absorbiert. Der Rest wird über den Kot wieder ausgeschieden.

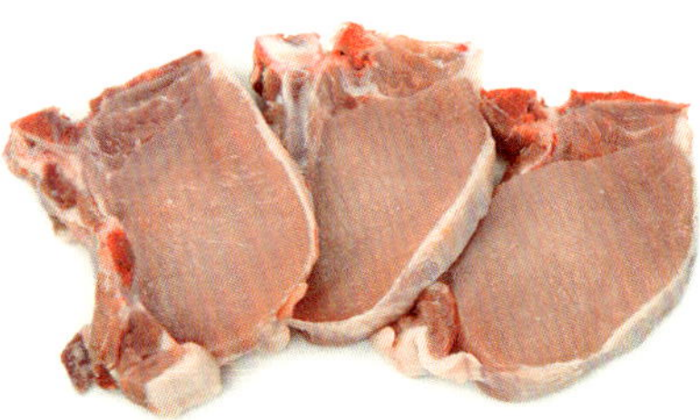

Der Eisenstoffwechsel

Tierisches Eisen wird grundsätzlich besser in den Körper aufgenommen als pflanzliches. Einer der Gründe dafür ist der zugrunde liegende Mechanismus: Unmittelbar nachdem wir das saftige Steak geschluckt haben, wandert es innerhalb weniger Sekunden die **Speiseröhre** hinunter. Im Magen angelangt, wird es von der **Magensäure** zersetzt. Der Magensaft ist so scharf, dass von dem kleinen Fleischstück nach 3 bis 6 Stunden nur noch eine Fleischsauce übrig ist, in der die eisenhaltigen Hämmoleküle frei gelöst sind. Dieses **Hämeisen** kann dann schnurstracks nach der Magenentleerung im obersten Dünndarmabschnitt, dem **Zwölffingerdarm**, aufgenommen werden.

Dabei ist zu bedenken, dass nur jener Teil des Eisens aus dem Speisebrei, der mit der Darmwand in Kontakt tritt, aufgenommen werden kann. Wenn man bedenkt, dass die Eisenaufnahme nur in den ersten 50 Zentimetern des Dünndarms erfolgt, ist es erstaunlich, wie effizient Eisen aus der Nahrung entzogen werden kann.

Im Gegensatz dazu bedarf die Aufnahme **pflanzlichen Eisens** eines zusätzlichen Schritts: Das dreiwertige Eisen Fe^{3+} muss, nachdem es im Magen gelöst wurde, erst zum zweiwertigen Eisen Fe^{2+} reduzieren. Hierfür gibt es im Zwölffingerdarm ein spezielles Enzym, das diese Arbeit erledigt. Vitamin C hilft, Eisen im zweiwertigen Zustand zu halten, denn nur Fe^{2+} kann gut aufgenommen werden.

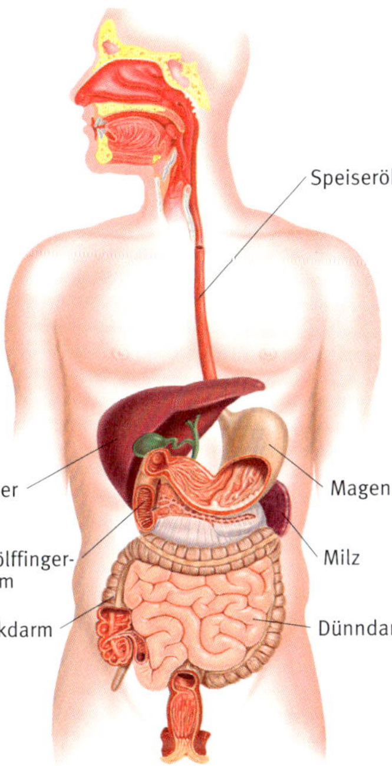

Mehr als zwei Drittel des Eisens bleiben im Speisebrei und wandern in den nächsten ein bis zwei Stunden die restlichen Meter **Dünndarm** hinunter, bevor sie in den **Dickdarm** gelangen. Auch hierbei wird Eisen dringend benötigt. Unsere **Darmflora** setzt sich nämlich aus zumindest 500 verschiedenen Bakterienarten zusammen, die allesamt Eisen für den Stoffwechsel benötigen. Bakterien haben besondere Mechanismen entwickelt, um Eisen aus der Umgebung – also auch von anderen Bakterien – abzusaugen. Für sie ist Eisen ebenso essenziell wie für den Menschen. Berechnungen zufolge übersteigt die Gesamtzahl unserer Darmbakterien sogar die Zahl menschlicher Zellen. Über den speziellen Einfluss von Eisen auf die Darmflora siehe S. 23.

Das Eisen in den Dünndarmzellen wird vom Hämmolekül abgekoppelt und auf der Rückseite der Zellen in den Körper eingeschleust. Dafür gibt es ein bestimmtes Transportsystem (das sogenannte Ferroportin), das den Übertritt von Eisen in den Körper reguliert. Eisen darf ja niemals frei vorkommen, und so wird es, sobald es aus der Zelle geschleust wird, erst oxidiert (Fe^{2+} wird zu Fe^{3+} umgewandelt) und dann an **Transferrin** gebunden, das Eisentransportmolekül.

Das **Transferrin-Eisen-Transportsystem** funktioniert wie ein Paternosteraufzug: Transferrin ist wie die leeren Aufzugkörbe. Im Darm und in den Speicherorten holt es sich das Eisen ab und liefert es dorthin, wo es gerade benötigt wird. An Transferrin gebundenes Eisen wird über die Blutzirkulation im ganzen Körper verteilt. Zellen, die Eisen brauchen, strecken an der Oberfläche spezielle Rezeptoren (die sogenannten Transferrin-Rezeptoren) aus und fangen so die Eisen-Transferrin-Komplexe aus der Zirkulation. Durch diesen Mechanismus kann Eisen in alle Körperzellen gelangen, ohne dass es ungebunden (und dadurch giftig) wird.

Der Großteil des Eisens wandert ins **Knochenmark** und steht der **Blutbildung** zur Verfügung. 66 % des Körpereisens sind an Hämoglobin gebunden, das wiederum in roten Blutkörperchen (Erythrozyten) gespeichert ist. Im Knochenmark entstehen jede Sekunde 2 Millionen neue rote Blutkörperchen – und die brauchen jede Menge Eisen, insgesamt zirka 20 mg/Tag.

Aus der Nahrung können nur zirka 1–1,5 mg aufgenommen werden. Der Körper hat daher ein geniales **Recyclingsystem** entwickelt, indem Eisen aus alten Zellen herausgefiltert wird und im Körper neuerlich zur Verfügung gestellt wird. Dieser Prozess geschieht in der **Milz**. Alte rote Blutkörperchen werden von Fresszellen (Makrophagen) aufgenommen, Hämoglobin wird in diesen Zellen in die Einzelteile zerlegt und Eisen über denselben Transportmechanismus, den wir schon aus der Darmschleimhaut kennen (Ferroportin), wieder der Zirkulation zur Verfügung gestellt. Auf diesem Weg werden jeden Tag zirka 20 mg Eisen aufbereitet.

Eisenbedarf nach Geschlecht und Alter

Der Eisenbedarf ergibt sich aus den **Eisenverlusten über den Darm,** die **Harnwege** und die **Haut**. Bei Frauen kommen Verluste durch die Menstruation dazu. Ebenfalls ist eine Steigerung des Bedarfs im Wachstum und vor allem in der Schwangerschaft zu beachten.

Schwangerschaft

Alles, was wächst, braucht viel Eisen. Neugeborene beziehen ihr Eisen von der Mutter. Durch die Nabelschnur wird Eisen während der Schwangerschaft von der Mutter an den Fetus weitergegeben.

Aus diesem Grund steigt der tägliche Eisenbedarf ab der zwölften Schwangerschaftswoche auf **5–6 mg pro Tag**.

Die werdende Mutter braucht das Eisen aber nicht nur für ihr Kind, sondern auch für die Vergrößerung der eigenen Blutmenge, um den Mutterkuchen ausreichend mit Sauerstoff und Nährstoffen versorgen zu können. Es ist schwierig, eine solche Menge an Eisen aus der Nahrung aufzunehmen. Der Organismus greift während der Schwangerschaft alle Eisenreserven an, sollten solche vorhanden sein.
Insgesamt werden durch die Schwangerschaft **1070 mg Eisen extra** benötigt. Das erklärt auch, warum Schwangere am häufigsten von Eisenmangel betroffen sind. Mütterlicher Eisenmangel kann zu Frühgeburt, niedrigem Geburtsgewicht oder sogar Tod führen. Eine unterstützende Eisenzufuhr mittels Tabletten wird daher von diversen Gesundheitsorganisationen (wie z. B. der WHO) empfohlen.

Stillende und Neugeborene

Mit der Geburt verliert die Mutter nochmals Eisen durch Blutverlust während des Geburtsvorgangs. Das Neugeborene hat aber genug Eisenspeicher angelegt, mit denen es die nächsten sechs Monate haushaltet. Studien haben gezeigt, dass der **Zeitpunkt der Nabelschnurabklemmung** ganz entscheidend für die Eisenvorräte beim Neugeborenen ist: Frühes Abklemmen reduziert die Eisenübertragung zum Baby, während

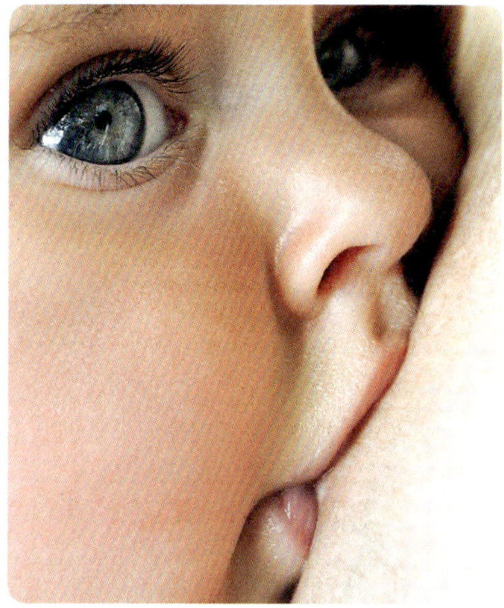

spätes Abklemmen das Blutvolumen und damit die Eisenmenge im Neugeborenen bis zu einem Drittel steigert. Denn in der Muttermilch, von der das Neugeborene die nächsten sechs Monate ausschließlich leben soll, sind nur geringe Mengen an Eisen vorhanden.

Mit **0,27 mg pro Tag** kommt der Säugling gut über die Runden. In dieser Phase kann sich die Mutter von dem Eisenverlust durch Schwangerschaft und Geburt erholen, denn die Monatsblutung hat noch nicht eingesetzt – und so liegt der eigene Bedarf nur bei **knapp über 1 mg pro Tag**.

Kindheit

Nach dem ersten halben Lebensjahr sind die Eisenvorräte aufgebraucht und der Eisenbedarf beim Baby steigt rasend an. Eisen ist für ein gesundes Wachstum und eine gesunde Entwicklung unerlässlich. Das Kleinkind wird langsam an Gemüse gewöhnt.

Karottenbrei, Obstbrei und Haferbrei sind ausgezeichnete Eisenlieferanten. Babynahrung ist ebenfalls mit Eisen angereichert, wobei nicht klar ist, inwieweit industrielle Eisensalze einen negativen Einfluss auf das Entstehen einer gesunden Darmflora haben.

Kuhmilch ist in dieser Phase eher zu meiden, da sie zu blutigem Durchfall und Eisenverlust führen kann und selbst kaum Eisen enthält.

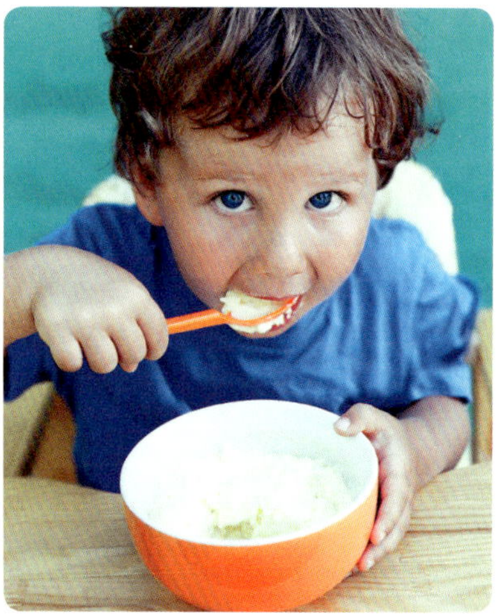

Kinder beziehen Eisen fast ausschließlich aus **pflanzlicher Herkunft**, da sie Fleisch meist aus geschmacklichen Gründen ablehnen. Diverse Nahrungsmittel wie Frühstückscerealien sind mit Eisen angereichert, um so in dieser Phase der Entwicklung ausreichend Eisen zur Verfügung zu stellen (siehe S. 45). In der Grundschulzeit sinkt der Eisenbedarf etwas. Mit der Pubertät steigt er parallel zum Körperwachstum.

Jugendliche

Die Pubertät bringt eine entscheidende Änderung mit sich: Während der tägliche Eisenbedarf in der Kindheit bei Mädchen und Jungen praktisch ident ist, ändert sich dies durch das Einsetzen der Monatsblutung. Dieser Unterschied zwischen den Geschlechtern bleibt erhalten, solange Frauen durch die Menstruation regelmäßig Blut und damit Eisen verlieren. Die Stärke des monatlichen Blutverlusts ist aber individuell sehr unterschiedlich. Dieser Unterschied spiegelt sich im täglichen Eisenbedarf wider.

Mädchen benötigen nach Einsetzen der Menstruation **täglich 1,2 bis 2,0 mg Eisen**, obwohl sie im Durchschnitt leichter als Jungen sind. **Jungen** benötigen vermehrt Eisen für den Aufbau der Muskelmasse, somit **1,2 mg pro Tag**.

Erwachsene Frauen und Männer

Der tägliche Eisenbedarf bei **Männern** beläuft sich auf **14 µg pro kg Körpergewicht**. Bei 80 Kilogramm entspricht das zirka 1,1 mg. Diese Menge dient dem Ausgleich von Eisenverlust durch Erneuerung der Haut, Haare, Nägel und der Darmschleimhaut.

Frauen haben denselben Grundbedarf an Eisen (bei durchschnittlich 64 kg also 0,9 mg pro Tag) zuzüglich des monatlichen Blutverlusts, welcher im Durchschnitt mit 30 ml angenommen wird. 30 ml Vollblut enthalten umgerechnet (bei 13,5 g Hämoglobin/100 ml Blut und 3,39 mg Eisen/Gramm Hämoglobin) zirka 14 mg Eisen. Wenn man das auf einen durchschnittlichen 28-Tage-Zyklus verteilt, ergibt sich ein um **0,5 mg erhöhter durchschnittlicher täglicher Eisenbedarf**, der durchaus aus der Nahrungsaufnahme kompensiert werden kann. Bei einer 64 kg schweren Frau wäre das zirka 1,4 mg, also deutlich mehr als beim Mann. Die Eisenaufnahme aus der Nahrung ist bei Frauen aber geringer, da sie insgesamt auch weniger Gesamtenergie aus der Nahrung aufnehmen. Das Risiko für die Entstehung von Eisenmangel ist daher bei Frauen größer.

Ist die Monatsblutung stärker als der Durchschnitt, so steigt der tägliche Bedarf massiv an. Bei schweren oder häufigen Monatsblutungen, die bis zu 500 ml Blutverlust ausmachen können, entspricht das über 200 mg pro Monat bzw. **9 mg pro Tag**. Das ist eine Menge, die aus Nahrung nicht mehr kompensiert werden kann.

Senioren

Im Alter, wenn die Menopause eingesetzt und die Monatsblutung ein Ende hat, sinkt der Eisenbedarf bei Frauen auf gleiches Niveau wie bei den Männern. Im Alter treten allerdings häufiger andere Beschwerden auf, weshalb immer mehr Menschen regelmäßig Tabletten einnehmen: So werden Magenschmerzen z.B. mit **säure-**

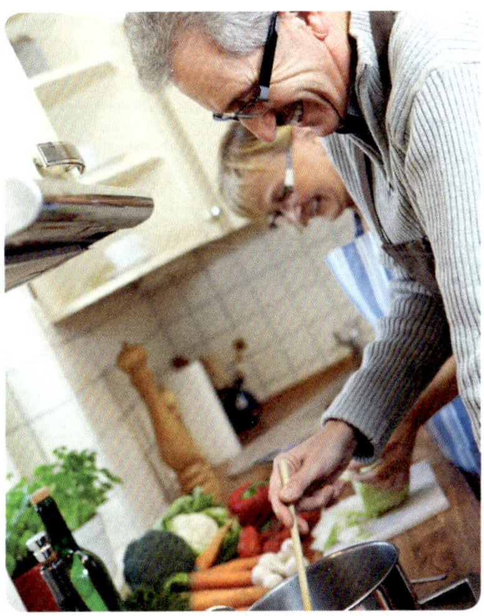

Täglicher Eisenbedarf über die Nahrung

Allgemein empfiehlt die Deutsche Gesellschaft für Ernährung (DGE) unter Berücksichtigung der geringen Aufnahmerate und der Veränderlichkeit des Eisenbedarfs, dass Männer und Frauen im Alter zwischen 25 und 50 Jahren **täglich insgesamt 10 bzw. 15 mg Eisen über die Nahrung** aufnehmen sollten, um ihren Bedarf an Eisen zu decken.

senkenden Medikamenten behandelt. Doch ohne ausreichende Magensäure kann Eisen nicht ausreichend aus der Nahrung gelöst und aufgenommen werden. **Schmerzmittel** aufgrund von Gelenks- oder Rückenbeschwerden führen oft zu schleichenden Blutungen aus dem Magen-Darm-Trakt. Der vermehrte Einsatz von **blutgerinnungshemmenden (blutverdünnenden) Medikamenten** (Antikoagulantien) sowie von Aspirin wegen Herzbeschwerden kann auch zu nicht erkannten Mikroblutungen im Magen-Darm-Trakt führen. All das sind häufige Ursachen für Eisenmangel bei Senioren.

Der folgenden Tabelle ist die durchschnittliche tägliche Eisenzufuhr nach Alter und Geschlecht zu entnehmen.
Die Werte sind Schätzungen über die tägliche Eisenzufuhr durch Nahrung, die notwendig ist, um den Eisenbedarf von 97 % aller gesunden Menschen abzudecken.

Durchschnittliche erforderliche Eisenzufuhr pro Tag

	Alter	männlich mg/Tag	weiblich mg/Tag
Säuglinge	0–6 Monate	0,27	0,27
	7–12 Monate	11	11
Kleinkinder	1–3 Jahre	7	7
Kinder	4–8 Jahre	10	10
Jugendliche	9–13 Jahre	8	8
	14–18 Jahre	11	15
Erwachsene	18–50 Jahre	8	18
	› 50 Jahre	8	8
Schwangerschaft		–	27

Quelle: Anderson, McLaren: Iron Physiology and Pathophysiology in Humans. Humana Press, Springer, New York, 2012.

Die Eisenaufnahme – ein komplexer Mechanismus

Wie viel **Eisen aus der Nahrung** aufgenommen wird, ist von mehreren Faktoren abhängig. Dazu zählen unter anderem:

- der individuelle Versorgungsstatus mit Eisen,
- die chemische Form bzw. die Bioverfügbarkeit des zugeführten Eisens,
- die Wechselwirkung zwischen Nahrungseisen sowie aufnahmefördernden und -hemmenden Nahrungsbestandteilen und
- die Menge des verzehrten Eisens.

Der individuelle Eisenversorgungsstatus

Da Eisen für den Körper so wertvoll ist, können auch Speicher angelegt werden. Dabei sorgt jede Zelle für einen geringen eigenen Vorrat, und die Leber speichert das überschüssige Eisen für schlechte Zeiten. Ist genug Speicher vorhanden, sendet die Leber einen Botenstoff (Hepcidin), der die weitere Aufnahme aus dem Darm blockiert. So wird einerseits eine Eisenüberladung des Körpers verhindert, wenn die Eisenspeicher ausreichend sind; andererseits ist auch eine Erhöhung der Aufnahme möglich, wenn die Körperspeicher absinken oder reduziert sind. Allerdings ist dieser **Selbstregulationsmechanismus** nur in einem gewissen Rahmen wirksam. Es ist anzunehmen, dass die Eisenaufnahme aus der Nahrung bei schlechtem Versorgungsstatus um das Zwei- bis Dreifache ansteigt.

Die chemische Form bzw. die Bioverfügbarkeit des verzehrten Eisens

Eine gemischte Kost enthält täglich 5–15 mg Nicht-Hämeisen vor allem aus Lebensmitteln pflanzlicher Herkunft und 1–5 mg Hämeisen aus Fleisch, Geflügel und Fisch.

Obwohl der Eisengehalt in pflanzlichen Lebensmitteln meist höher ist, ist bei der Bewertung der Lebensmittel zu beachten, dass tierisches Eisen grundsätzlich besser in den Körper aufgenommen wird als pflanzliches. Neben dem zugrunde liegenden Verdauungsmechanismus ist dafür vor allem die sogenannte **Bioverfügbarkeit** – eine Messgröße für jene Eisenmenge, die aus der Nahrung aufgenommen werden kann – ausschlaggebend. Diese liegt bei tierischem Eisen zwischen 15 und 35 %. Eisen aus pflanzlicher Nahrung kann dagegen nur halb so gut aufgenommen werden. Die Bioverfügbarkeit liegt hier bei 2–20 %. Die schlechtere Aufnahme von Eisen aus pflanzlicher Herkunft liegt oft daran, dass Eisen mit anderen Pflanzeninhaltsstoffen unlösliche Verbindungen eingeht und daher nicht resorbiert werden kann (siehe S. 39).

Wechselwirkung zwischen Nahrungseisen sowie aufnahmefördernden und -hemmenden Nahrungsbestandteilen

Die Eisenabsorption unterliegt zahlreichen Einflussfaktoren und Wechselwirkungen. Hiervon betroffen ist in erster Linie das Nicht-Hämeisen.

Hämeisen aus Fleisch gilt nicht nur aufgrund seiner guten Bioverfügbarkeit als günstigste Eisenverbindung, sondern ist zusätzlich praktisch kaum von gleichzeitig aufgenommenen Nahrungsinhaltsstoffen beeinflussbar (Ausnahme: Kalzium) und folglich auch viel besser verwertbar. Dadurch kann Hämeisen bis zu 50 % zur tatsächlichen Eisenversorgung beitragen, obwohl es einen geringeren Anteil in der Nahrungszufuhr ausmacht. Im Gegensatz dazu werden **pflanz-**

Substanzen mit fördernder Wirkung auf die Eisenaufnahme

Substanz	Vorkommen	
Vitamin C (Ascorbinsäure)	Obst: v. a. Beeren, Hagebutten, Kiwi, Zitrusfrüchte, Sanddorn, Obstsäfte Gemüse: v. a. Paprika, Kraut-/Kohlgemüse (z. B. Brokkoli, Blumenkohl), Tomaten, Kartoffeln	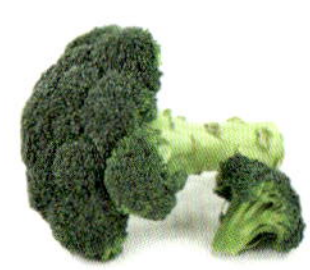
Fleisch- und Fischeiweiß	liefert nicht nur das sehr gut verfügbare Hämeisen (das im roten Blutfarbstoff gebundene dreiwertige Eisen), sondern verbessert auch die Eisenabsorption aus anderen Nahrungsbestandteilen	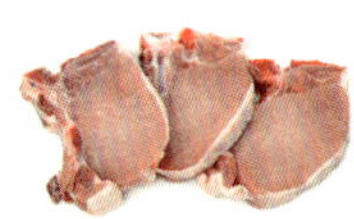
Fruchtsäuren	Obst: v. a. Zitrusfrüchte	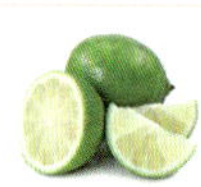
schwefelhältige Aminosäuren (Cystein und Methionin)	Fleisch- und Fischeiweiß, Hühnerei, Vollkorngetreide, Paranuss, Walnuss, Sesam	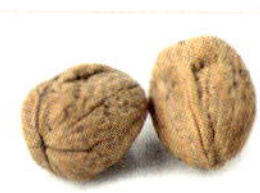

Vitamin A (Retinol)	Fisch, Leber, Butter, Eigelb; als Vorstufe von Vitamin A auch in Karotte, Kürbis; Mango, Brokkoli, Orange	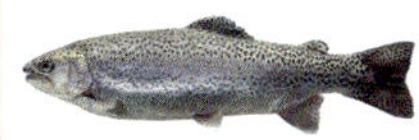
Carotinoide (Aufnahme durch Beta-Carotin und Lutein)	rotes, gelbes, oranges Obst und Gemüse: z. B. Paprika, Orange, Mango, Papaya, Grünkohl, Tomate, Wassermelone	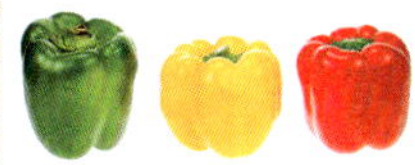
Milchsäure und andere organische Säuren (Zitronensäure, Maleinsäure)	Kürbis, Pflaume, Apfel, Paprika, Sauerkraut; milchsauer vergorenes Gemüse, z. B. im Glas Eingelegtes	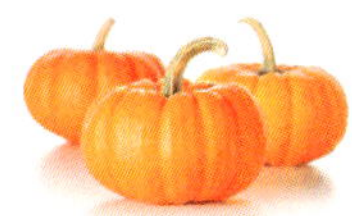

liches Eisen und mit Eisen angereicherte **Nahrung** und **Nahrungsergänzungsmittel** stark davon beeinflusst, welche anderen Nährstoffe gleichzeitig im Rahmen der Mahlzeit zugeführt werden.
Dabei unterscheidet man zwischen **Nahrungsbestandteilen**, die eine **hemmende Wirkung** auf die Eisenaufnahme ausüben (Absorptionshemmer), und jenen, welche eine **fördernde Wirkung** auf die Eisenaufnahme ausüben (Absorptionsförderer).

Folgende Tipps sollen Ihnen helfen, die genannten „Eisenretter“ reichlich einzusetzen:

Tipps für den Einsatz von „Eisenrettern“

Wählen Sie gezielt Ihr Frühstücksgetränk aus.
Wählen Sie statt Tee oder Kaffee ein Glas Orangensaft oder ein anderes (Zitrus-)Fruchtgetränk zum Frühstück. Auch Apfelsaft hat beispielsweise fast die gleiche Wirkung wie Orangensaft. Achten Sie bei gekauften Säften auf hochwertige Qualität („direkt gepresst“, „100 % ohne Zuckerzusatz“). Ungünstig bezüglich Eisenaufnahme ist (wegen seines hohen Polyphenolgehalts) lediglich Traubensaft. Wer auf Tee nicht verzichten will, findet in Früchtetee mit einem kräftigen Schuss Zitronen- oder Orangensaft eine gute Alternative. Zusätzlich kann Vitamin C in Form von Konfitüre aus Sanddorn, Hagebutte, Schwarzen Johannisbeeren oder Stachelbeeren aufgenommen werden. Vitamin C und Fruchtsäure erhöhen die Eisenaufnahme um das Zwei- bis Dreifache.

Machen Sie Gemüsebeilagen, Rohkost oder Salat zum Fixstarter Ihrer Mittags- und Abendmahlzeit.

Planen Sie häufig kleine Fleischbeilagen ein.
Ein kleines Stück Fleisch (z. B. 50 g) kann schon sehr viel dazu beitragen, um Eisen aus Gemüse und Getreide in der gleichen Mahlzeit besser aufzunehmen. Auch ein Blatt Schinken genügt, um die Eisenaufnahme aus Brot und veganen Aufstrichen zu erhöhen. Diese Maßnahme ist insbesondere dann von Bedeutung, wenn Fleisch nicht zu Ihren Lieblingsgerichten zählt.

Kombinieren Sie vor allem vegetarische Speisen mit Obst oder essen Sie ein fruchtiges Dessert.

Sparen Sie nicht mit Kräutern.
Kräuter liefern nicht nur Vitamin C, sondern sind teilweise auch gute Eisenlieferanten. Erwähnenswert sind an dieser Stelle Petersilie, grüne Minze, Oregano, Basilikum, Koriander und Thymian.

Gehen Sie sorgsam mit Vitamin-C-Lieferanten um.
Vitamin C hilft bei der Umwandlung von dreiwertigem in das besser aufnehmbare zweiwertige Eisen und reduziert die Wirkung von so manchen Absorptionshemmern (Phytinsäure, Polyphenole). Um Verluste zu vermeiden, spielen sachgerechte Lagerung (kühl, dunkel, trocken) und schonende Zubereitung (dünsten, blanchieren) eine wichtige Rolle. Neben Rohkost stellt auch Tiefkühlgemüse eine gute Vitamin-C-Quelle dar.

Lassen Sie beim Einsatz von Säuren Ihrer Kreativität freien Lauf.
Grapefruit, Zitrone, Orange, Limette, Paprika u. a. liefern neben Vitamin C auch für die Eisenaufnahme wertvolle Säuren und sollten in der Mahlzeit großzügig Verwendung finden. Beispielsweise kann Zitronen- oder Limettensaft anstelle von Essig eingesetzt werden, Salate können mit Apfelstücken, filetierten Orangen oder Ananas (z. B. Waldorfsalat, Karotten-Ananas-Salat) verfeinert sowie pikante Speisen süßsauer zubereitet werden.

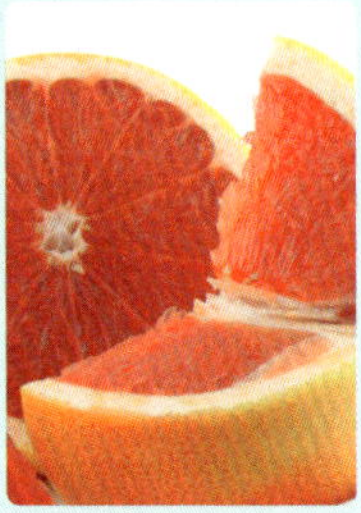

Vergessen Sie nicht auf fermentierte Lebensmittel, auch sie liefern Säuren.
Sauerkraut und andere milchsauer vergorene Gemüsesorten, Sojajoghurt und Miso (Paste aus Sojabohnen und Getreide) unterstützen die Eisenaufnahme, indem sie das Eisen aus aufnahmehemmenden Komplexen lösen.

Substanzen mit hemmender Wirkung auf die Eisenaufnahme

Substanz	Vorkommen
Phytinsäure, Phytat	Kleie (Getreidevollkornprodukte), Müsli, Erdnuss, Mais, Soja, Hülsenfrüchte, Samen
Oxalsäure, Oxalat	Endivie, Spinat, Rhabarber, Rote Bete, Sellerie, Mangold, Sauerampfer, Kakao
Polyphenole, Tannine	schwarzer Tee, grüner Tee, Bier, koffeinhaltiger und entkoffeinierter Kaffee, Wein (v. a. Rotwein), Traubensaft, Weintraubenkerne und -schale, Hülsenfrüchte
Mineralstoffe	diverse Mineralstoffe wie Kupfer, Zink, Cadmium oder Mangan (spielen aber nur bei Supplementen bzw. Nahrungsergänzungsmitteln eine Rolle, in der normalen Ernährung ist diese Wirkung vernachlässigbar)
Kalzium	Milchprodukte, Käse, kalziumreiche Mineralwässer (> 150 mg/l)
Phosphat	Fleisch- und Wurstwaren, Sojabohne, Zusatzstoff in Fertiggerichten, Fast Food, Cola, Schmelzkäse, Parmesan
Ballaststoffe wie Pektin, Lignin	Vollkorngetreide, Obst, Gemüse
Sojaprotein	Sojabohne, Sojamilch, Tofu, Tempeh, Sojaproteinhydrolysate
Phospholipide	Eigelb, Soja
Alginate	Bindemittel bzw. Verdickungsmittel in industriell hergestellten Produkten wie Speiseeis, Joghurtzubereitungen oder Salatsaucen; dazu zählen: E 400 (Alginsäure), E 401 (Natriumalginat), E 402 (Kaliumalginat), E 403 (Ammoniumalginat), E 404 (Calciumalginat), E 405 (Propylenglycolalginat, Propylenalginat), E 405 (Propylenglycolalginat, Propylenalginat), E 407 (Carrageen)

Die folgenden Tipps sollen Ihnen helfen, die genannten „Eisenkiller“-Substanzen geschickt zu umgehen:

Tipps zur Vermeidung von „Eisenkillern“

Wählen Sie Frischkornbrei und Vollkornsauerteigbrot statt Müsli.
Durch langes Einweichen oder Fermentation kann das Enzym Phytase im Getreide aktiviert werden; dieses erhöht Eisenverfügbarkeit. Zudem wird die Wirkung der Phytate durch eine gleichzeitige Aufnahme von Vitamin C abgeschwächt. Somit ist Frischkornbrei oder Vollkornbrot auf Sauerteigbasis eine Alternative zu Müsli, idealerweise in Kombination mit Vitamin C: frisch gemahlenes Getreide, über Nacht mit Wasser und Zitronensaft angesetzt, oder Vollkornsauerteigbrot mit z.B. Paprika, Vitamin-C-reicher Marmelade oder Fruchtsaft.

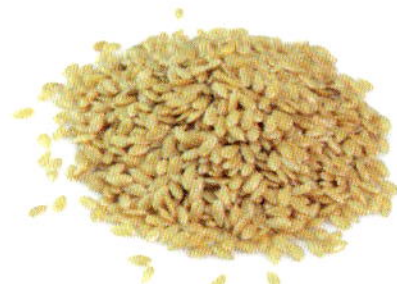

Geben Sie Vollkornprodukten den Vorrang, auch wenn sie Eisenräuber sind.
Vollkornbrot enthält zwar Absorptionshemmer, aber gleichzeitig rund doppelt so viel Eisen wie Weißbrot. Kombinieren Sie es möglichst mit absorptionsfördernden Substanzen, um die Wirkung der hemmenden Substanzen aufzuheben. Der höhere Eisengehalt der Vollkornprodukte wiegt dann stärker als der höhere Gehalt an Absorptionshemmern. Zudem liefern Vollkornprodukte neben Eisen noch viele andere wertvolle Nährstoffe.

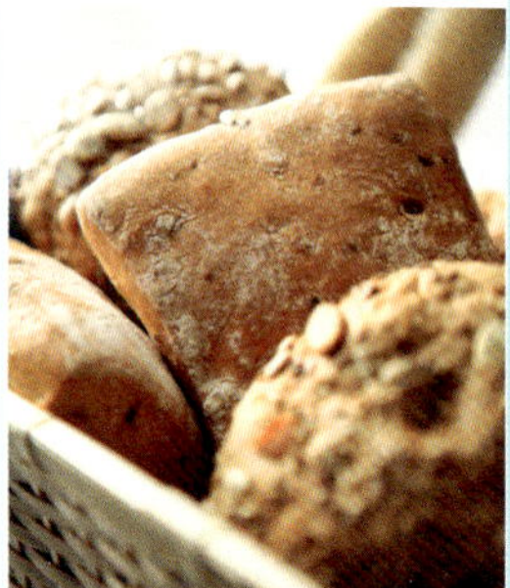

Essen Sie zum Brot immer etwas Frisches.
Rohkost, wie z. B. Tomaten, Radieschen, Paprika, Karotten oder Eingelegtes, erhöht die Aufnahme des im Getreide befindlichen Eisens.

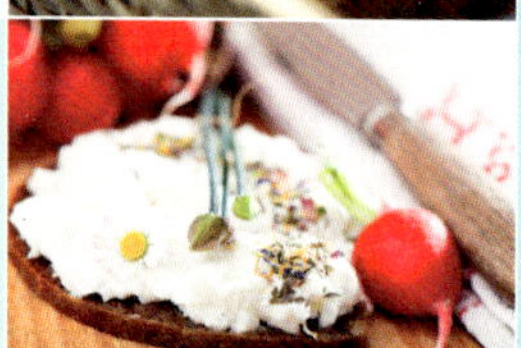

Genießen Sie Kaffee, Tee und Wein zwischen den Mahlzeiten.
Insbesondere Kaffee, schwarzer und grüner Tee, Rotwein und Traubensaft sind keine vorteilhaften Mahlzeitenbegleiter. Sie können die Eisenaufnahme um die Hälfte senken. Wenn Sie dennoch nicht auf grünen oder schwarzen Tee zum Essen verzichten wollen, dann sollte der Tee nur 1–2 Min. ziehen, um den Gerbsäuregehalt gering zu halten. Fügen Sie zum Tee einen kräftigen Spritzer Frucht- oder Zitronensaft hinzu.

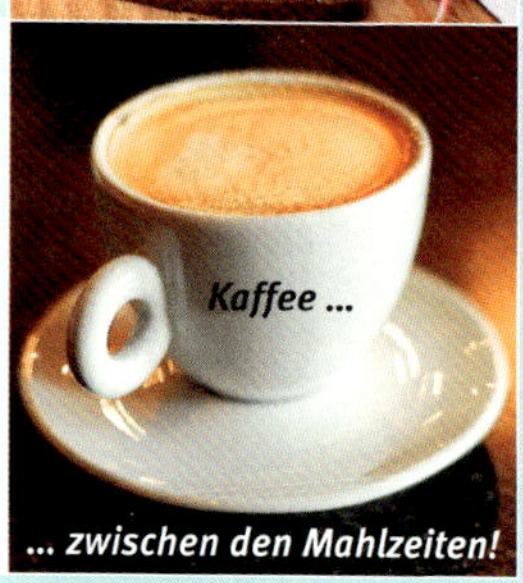

Vermeiden Sie Cola generell, aber insbesondere zum Essen.
Cola ist besonders phosphatreich und weist dadurch eine hohe Eisenbindungskapazität auf.

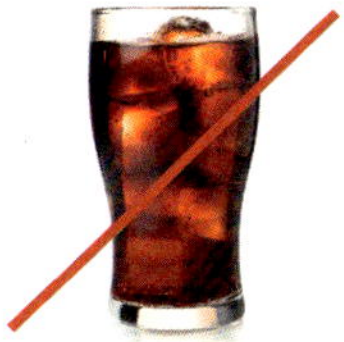

Essen Sie reichlich Milchprodukte und Käse, aber als Snack zwischendurch.
Kalzium in Form von Milch, Joghurt oder Käse bindet mit Eisen unlösliche und somit schwer aufnehmbare Komplexe. Eine Kombination mit eisenreichen Hauptmahlzeiten sollte nur in kleinsten Mengen (pro Portion 40 g/ml Milchprodukt oder 10 g Käse oder 70 g Topfen/Frischkäse) erfolgen. Vergessen Sie nicht, dass auch Rahm, Sahne und Crème fraîche Kalzium beinhalten! Kalzium kommt eine besondere Rolle im Knochenstoffwechsel zu. Es ist ein idealer Snack für zwischendurch (z. B. als Fruchtjoghurt, Milchshake, Topfencreme oder Käsebrot). Denken Sie auch an Nahrungsergänzungen mit Kalzium – auch diese sollten ausschließlich zwischen den Mahlzeiten eingenommen werden.

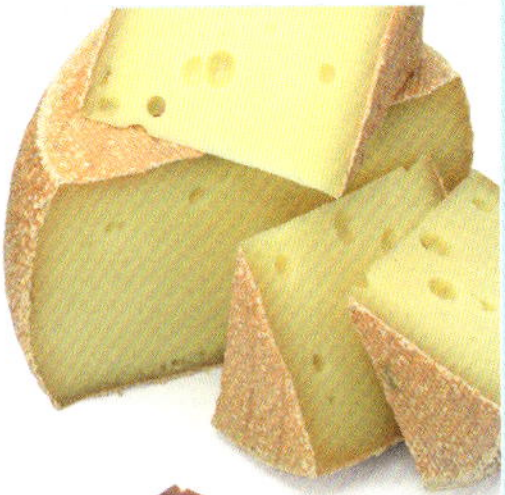

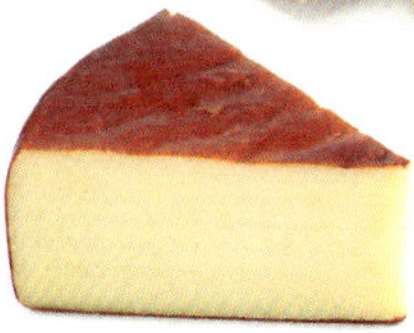

Werden Sie zum Zutatendetektiv.
Überprüfen Sie industriell hergestellte Nahrungsmittel auf den Zusatz von Alginaten (v. a. Carrageen und Phosphatsäuren). Je weiter vorne diese Stoffe in der Zutatenliste angeführt sind, desto mehr ist von diesen Eisenräubern enthalten.

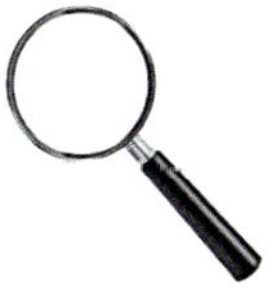

Menge des verzehrten Eisens

Aufgrund der zahlreichen Einflussfaktoren auf die Eisenaufnahme ist die isolierte Betrachtung des Eisengehalts von Lebensmitteln vor allem dann entscheidend, wenn es sich um Eisenquellen mit guter Bioverfügbarkeit (Hämeisen) oder um absorptionsfördernde Nahrungsmittelkombinationen (z. B. pflanzliches Eisen mit Vitamin C) handelt. Andernfalls bietet der Eisengehalt allein keinen bedeutsamen Anhaltspunkt für die Nahrungsauswahl bei hohem Eisenbedarf.

Die nachstehende Tabelle gibt Auskunft über **eisenreiche Nahrungsmittel** aller Lebensmittelgruppen, geordnet nach ihrem Eisengehalt in absteigender Reihenfolge.

Dennoch gilt: Für eine gute Eisenaufnahme zählt in erster Linie eine schlaue Nahrungskombination vor allem mit Vitamin C!

Eisenreiche Nahrungsmittel

TIERISCHE LEBENSMITTEL	
Fleisch und Fleischwaren	**mg Eisen pro 100 g**
Innereien	6,5–22,1
Pferd	4,7
Zunge (Schwein)	3,3
Lamm, Kalb, Rind, Schwein, Wild	2–3
Kaninchen	2,8
Ente	2,5
Huhn/Pute, Keule	2,0
Wurst	1,5
Schinken	1,1
Huhn/Pute, Brust	1,0
Fisch	**mg Eisen pro 100 g**
Sardine (aus der Konserve)	2,0
Hering	1,1
Lachs	1,0
Makrele	1,0
Seelachs	1,0
Thunfisch	1,0
Zander	1,0
Scholle	0,9
PFLANZLICHE LEBENSMITTEL	
Getreide	**mg Eisen pro 100 g**
Hirseflocken	9,0
Amaranth	9,0
Quinoa	8,0
Roggenvollkornmehl	4,8
Bulgur	4,7
Haferflocken	4,6
Grünkern	4,2
Vollkornteigwaren	3,9
Roggenflocken	3,7
Hirsekorn (gegart)	3,5
Weizenvollkornmehl	3,4
Buchweizen	3,2

Naturreis	3,2
Vollkornbrot	2,4–2,8
Knäckebrot	2,7
Nüsse und Samen	**mg Eisen pro 100 g**
Kürbiskerne	12,5
Sesamsamen	10,0
Mohn	9,5
Pinienkerne	9,2
Leinsamen	8,3
Pistazien	7,3
Sonnenblumenkerne	6,3
Mandeln	4,1
Haselnuss	3,8
Paranüsse	3,4
Cashewnüsse	2,8
Walnuss	2,5
Erdnuss	1,8
Hülsenfrüchte und Pilze	**mg Eisen pro 100 g**
Pfifferlinge (getrocknet)	17,2
Sojabohne (reif, frisch)	10,0
Linsen (reif, frisch)	7,5
Kichererbsen (reif, frisch)	7,0
Pfifferlinge (frisch)	6,5
Kidneybohnen (frisch)	6,4
Bohnen (weiß, frisch)	6,1
Sojabohnen (gegart)	4,0
Kichererbsen (gegart)	2,8
Linsen (gegart)	2,6
Bohnen (weiß, gegart)	2,5
Sojabohnen (aus der Konserve)	2,2
Linsen (aus der Konserve)	1,9
Kidneybohnen (aus der Konserve)	1,6
Bohnen (weiß, aus der Konserve)	1,5
Gemüse	**mg Eisen pro 100 g**
Spinat (gegart)	3,9
Topinambur (roh)	3,7
Schwarzwurzel (frisch)	3,3
Löwenzahn (frisch)	3,1
Bärlauch (frisch)	2,9
Fenchel (frisch)	2,7
Mangold	2,7
Schwarzwurzeln (aus der Konserve)	2,3
Fenchel (gegart)	2,3
Feldsalat	2,0
Grünkohl	1,9

Erbsen (gedünstet)	1,7
Tomatenmark	1,6
Rucola	1,5
Radicchio	1,5
Zucchini	1,5
Radieschen	1,5
Endivien	1,4
Brokkoli (gegart)	1,2
Blumenkohl (gegart)	1,0
Lauch (frisch)	1,0
Kartoffeln (gedämpft)	0,8
Obst und Trockenfrüchte	**mg Eisen pro 100 g**
Papaya (getrocknet)	6,0
Aprikosen (getrocknet)	3,8
Feigen (getrocknet)	2,7
Äpfel (getrocknet)	2,6
Pflaumen (getrocknet)	2,4
Rosinen	2,1
Datteln (getrocknet)	1,9
Mango (getrocknet)	1,9
Bananen (getrocknet)	1,7
Schwarze Johannisbeeren (frisch)	1,2
Kräuter	**mg Eisen pro 100 g**
Oregano (frisch)	7,4
Petersilie (frisch)	5,5
Basilikum (frisch)	5,5
Kresse (frisch)	2,9
Brennnessel	2,2
Zitronenmelisse (frisch)	2,0
Schnittlauch (frisch)	1,9
Sonstiges	**mg Eisen pro 100 g**
Bitterschokolade	7,0
Sojamilch und Sojamilchprodukte	4,0
Marzipan-Rohmasse	2,8
Tahini (aus rohem Sesam)	2,5
Tofu	2,5
Müsliriegel	2,2
Karottensaft	2,0
Früchtebrot	1,6
Honig	1,3

Aufgrund von Menge und Häufigkeit des Verzehrs sowie Eisengehalt sind **Brot, Fleisch, Wurstwaren** und **Gemüse** die wichtigsten Quellen für die Eisenzufuhr.

Eisenanreicherung industrieller Nahrungsmittel

Gemäß EU-Recht darf Eisen zur Anreicherung von Lebensmitteln eingeschränkt verwendet werden. Dies wird vor allem bei **Frühstückscerealien** vorgenommen. Am häufigsten wird Nahrungsmitteln die Eisenverbindung Eisen-Natrium-EDTA zugesetzt. Bei Tests zur Aufnahme und Verträglichkeit unterschiedlicher Eisenverbindungen an der Medizinischen Universität Wien zeigte sich, dass Eisen-Natrium-EDTA (aber nicht die anderen Eisensalze) das Abheilen von Darmentzündung verhindert, chronische Durchfälle auslöst und bei den Versuchstieren sogar in kurzer Zeit Darmkrebs entwickelt. Eisen-Natrium-EDTA ist als neuartiges Lebensmittel in der EU zugelassen. Als solches muss es auf Verpackungen nicht deklariert werden, ist aber Bestandteil diverser Nahrungsmittel und Getränke. In einigen Ländern wird es zu Mehl zugesetzt, in anderen zu Fischsauce, Sojasauce und Biskuit. Es ist Bestandteil eines Multi-Mikronutrient Pulvers (MixMeTM). Personen mit Neigung zu Verdauungsbeschwerden sollten daher alle Lebensmittel, die mit Eisen-Natrium-EDTA angereichert sind, unbedingt meiden.

Das 1 x 1 der Ernährung für Eisen und Co

- Sorgen Sie für eine passende Energieaufnahme. Wer genügend isst, hat einen großen Risikofaktor ausgeschaltet.
- Schalten Sie Eisenkiller aus und Eisenretter ein (siehe S. 40).
- Konsumieren Sie mindestens 4-mal pro Woche Fleisch, Geflügel oder Fisch.
- Achten Sie bei vegetarischer Ernährungsweise besonders auf eine eisenreiche Lebensmittelauswahl (wie grünes Gemüse, Vollkornprodukte und Hülsenfrüchte) und kombinieren Sie diese mit Absorptionsförderern, insbesondere mit Vitamin C.
- Verwenden Sie Nüsse, Samen und Kerne einfach als Zugabe zum Salat bzw. Gemüse oder kombiniert mit Obst (z. B. Obstsalat mit Nüssen, Studentenfutter) als Snack zwischendurch.
- Peppen Sie Ihre Speisen mit fruchtigen Chutneys, nussigen Dressings oder Dips und Kräuterpesto auf. Auch so können gute Eisen- und Vitamin-C-Lieferanten genossen werden.
- Je vielfältiger die Getreideauswahl ist, desto besser. Bewahren Sie geschrotetes und eingeweichtes Getreide, z. B. für Frischkornbrei, unbedingt im Kühlschrank auf. Bei Zimmertemperatur vermehren sich (eventuell vorhandene) gesundheitsschädliche Keime schneller.

- Verwenden Sie gegarte Getreidesorten wie Hirse, Grünkern, Amaranth, Gerste oder Bulgur als Beilage. Sie sind leckere Alternativen zu Kartoffeln, Reis oder Nudeln.
- Vermeiden Sie bei Verdauungsbeschwerden Lebensmittel, die mit Eisen angereichert sind.
- Sojamilch, Tofu und Ei enthalten wertvolle Substanzen und sollten im Speiseplan Einsatz finden, obwohl sie keine idealen Eisenspender sind.
- Gehen Sie sparsam mit Fetten und Ölen, Soft Drinks (alkoholfreien Getränken), Fast Food, Pizza, Bier und Alkohol um. Diese Produkte liefern sehr viel Energie, wodurch der Energiebedarf abgedeckt wird, aber gleichzeitig nur sehr wenig Eisen zugeführt wird.

Küchentipps für Obst und Gemüse zur Vitaminerhaltung

- Achten Sie auf eine dunkle Lagerhaltung – durch UV-Licht gehen wertvolle Vitamine verloren.
- Waschen Sie Obst und Gemüse kalt und erst kurz vor der Verwendung.
- Weichen Sie Obst und Gemüse nicht lange in Wasser ein bzw. lassen Sie es nicht lange nass stehen.
- Marinieren Sie frische Salate erst kurz vor dem Servieren.
- Halten Sie Obst und Gemüse nicht lange warm.
- Reifes Obst und Gemüse aus der Region enthält die meisten Vitamine und Mineralstoffe!

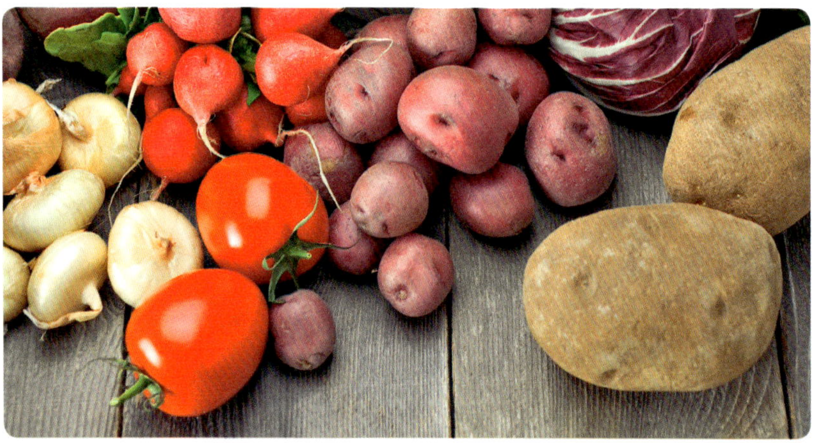

EISERNE FAKTEN ODER MYTHEN?

Rostige Nägel im Apfel als mögliche Therapie bei Eisenmangel
Es geht hierbei allerdings nicht um rostige Nägel, sondern darum, dass es sich bei Rost um oxidiertes Eisen handelt. Die braunen Flecken, die sich im nagelgespickten Apfel bilden, bestehen aus Eisenmalat, einem zweiwertigen Eisensalz. In dieser Form wird das Eisen vom Körper gut aufgenommen, besonders im Zusammenwirken mit Vitamin C. Die Eisenmenge, die man sich so zuführt, lässt sich jedoch kaum kontrollieren, deshalb raten die Fachleute von dieser Art der Selbsttherapie ab.

Vegetarier leiden häufig unter Eisenmangel
Vegetarier sind bei einer ausgewogenen Lebensmittelauswahl nicht häufiger als der Bevölkerungsdurchschnitt von Eisenmangel betroffen. Vermutlich ist dies u. a. darauf zurückzuführen, dass der Körper die Fähigkeit hat, die Menge des Eisens aus der Nahrung effizienter zu verwerten, wenn die Speichervorräte gering sind. Zudem können Vegetarier eine ähnlich hohe oder sogar höhere Eisenzufuhr erreichen als Menschen, die Fleisch verzehren. Voraussetzung dafür ist aber eine gezielte Auswahl an eisenreichen Nahrungsmitteln (z. B. Gemüse, Getreide, Nüsse, Samen, Hülsenfrüchte), kombiniert mit einem hohen Anteil an Vitamin C und Säuren (Obst, Gemüse).

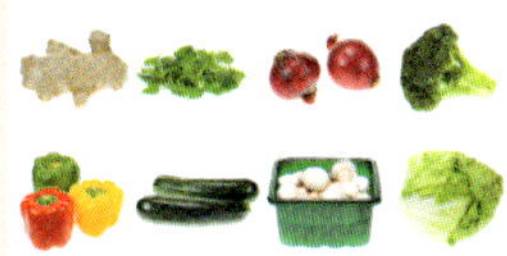

Eisen vom Spinat als Wundermittel für die Muskelkraft
Im Muskel ist Eisen Bestandteil des Sauerstoffspeichers Myoglobin (einem Muskelprotein) und hat somit Einfluss auf unsere Muskelkraft. Jedoch enthält Spinat nicht so viel Eisen wie früher angenommen. Durch einen einfachen Rechenfehler, der bei der Erstellung der Nährwerttabellen immer wieder übernommen wurde, entstand das „Märchen“ vom Spinat als Eisenspender. Mit durchschnittlichen 4,1 mg Eisen pro 100 g wäre dieses Gemüse zwar trotzdem ein relativ guter Eisenlieferant, wenn da nicht der Hemmstoff Oxalsäure wäre, welcher die Eisenresorption im Darm beachtlich verringert.

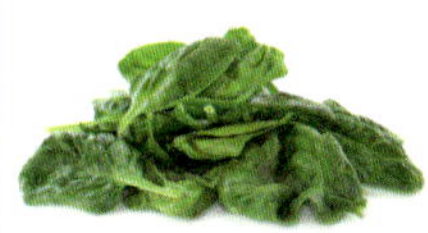

Leber belegt den Spitzenplatz in der Eisenzufuhr

Leber, insbesondere vom Schwein, belegt in allen Nährwerttabellen mit 22,1 mg pro 100 g den ersten Platz unter den Eisenlieferanten. Leider ist ihre Bedeutung für die Eisenzufuhr mit zwei Problemen behaftet: Einerseits liegt das enthaltene Eisen nicht zweiwertig als Hämeisen, sondern dreiwertig und als Ferritin vor. Andererseits stellen die Leber und Innereien allgemein durch eine häufig hohe Schadstoffbelastung eine eher bedenkliche Form des Fleischgenusses dar und sollten daher weniger oft genossen werden.

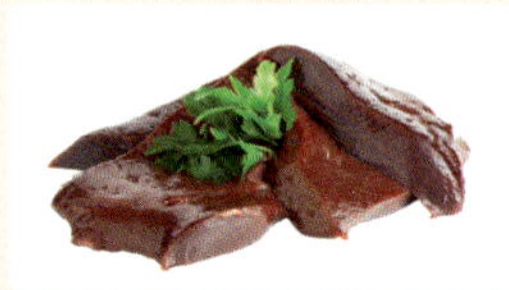

Sport verbraucht Eisen

Vor allem Ausdauersportler (z. B. Marathonläufer, Triathleten) haben einen erhöhten Eisenbedarf. Die Ursachen dafür sind nicht ganz geklärt. Ein vergrößertes Blutvolumen erfordert eine gesteigerte Eisenzufuhr. Auch sind rote Blutzellen verletzlich (eventuell durch Quetschungen in der Fußsohle beim Laufen), weiters kann eisenhaltiger Blutfarbstoff über den Harn verloren gehen (Hämoglobinurie). Schließlich wird das Blut vermehrt in die Beinmuskulatur gepumpt. Der Magen-Darm-Trakt kann dabei unterversorgt werden und reagiert mit Mikroblutungen. All das führt zu einem vermehrten Eisenbedarf. Eventuell kommt es auch zu einer Störung der Eisenaufnahme über eine gesteigerte Produktion von Hepcidin, einem Hormon zur Regulation des Eisenstoffwechsels.

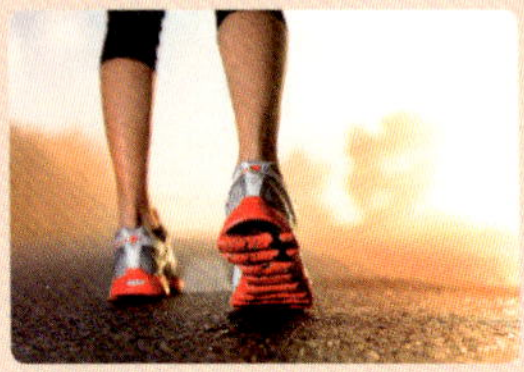

Eisernes Kochgeschirr schafft Abhilfe bei Eisenmangel

Unsere Oma hatte Recht: Kocht oder brät man seine Lebensmittel in gusseisernen Töpfen und Pfannen, kann man die Eisenaufnahme erheblich erhöhen.

GESUNDE ERNÄHRUNG – DIE BASIS DER DIÄT

Folgend finden Sie die 10 Regeln der Deutschen Gesellschaft für Ernährung (DGE), welche auf aktuellen wissenschaftlichen Erkenntnissen basieren und Ihnen zu einer gesunden und ausgewogenen Ernährung verhelfen sollen. Die Regeln sind zusätzlich mit Tipps für die praktische Umsetzung sowie für eine leichtere Verdaulichkeit im Sinne einer Leichten Vollkost (LVK) ergänzt, welche gerade bei Erkrankungen des Magen-Darm-Trakts sehr wertvoll sein können.

1. Vielseitig essen

Genießen Sie die Lebensmittelvielfalt. Merkmale einer ausgewogenen Ernährung sind abwechslungsreiche Auswahl, geeignete Kombination und angemessene Menge nährstoffreicher und energiearmer Lebensmittel.

TIPP: *Essen Sie reichlich pflanzliche Lebensmittel, ausreichend tierische Produkte und wenig fettreiche und süße Lebensmittel.*

LVK: *Nehmen Sie die Nahrung in Form von 5–6 kleineren Mahlzeiten, verteilt über den Tag, zu sich.*

2. Reichlich Getreideprodukte und Kartoffeln

Brot, Nudeln, Reis und Getreideflocken, am besten aus Vollkorn, sowie Kartoffeln enthalten kaum Fett, aber reichlich Vitamine, Mineralstoffe, Spurenelemente sowie Ballaststoffe und sekundäre Pflanzenstoffe. Verzehren Sie diese Lebensmittel mit möglichst fettarmen Zutaten.

TIPP: *Diese Lebensmittel sollten Bestandteil der drei Hauptmahlzeiten sein. Für die kalten Hauptmahlzeiten eignen sich Brot und Getreideflocken. Kartoffeln, Reis, Nudeln, aber auch gekochtes Getreide (z. B. Hirse, Bulgur, Quinoa) sind passende Beilagen für warme Mahlzeiten.*

***LVK:** Vollkorn muss nicht bedeuten, dass das Korn als Ganzes vorliegt. Bevorzugen Sie fein vermahlene Vollkornbrote und Grahamgebäck. Diese sind wesentlich bekömmlicher, ebenso wie weich gekochte Vollkornteigwaren, Naturreis und Vollkornmehl. Auch Getreideflocken sind fein geschrotet und gekocht als Brei gut verträglich.*

3. Gemüse und Obst – nimm „5 am Tag" …

Genießen Sie fünf Portionen Gemüse und Obst am Tag, möglichst frisch, nur kurz gegart, oder auch eine Portion Saft – idealerweise zu jeder Hauptmahlzeit und auch als Zwischenmahlzeit. Dadurch werden Sie reichlich mit Vitaminen, Mineralstoffen sowie Ballaststoffen und sekundären Pflanzenstoffen versorgt.

***LVK:** Faserarme, gekochte Gemüsesorten wie Karotten, Wurzelgemüse, Sellerie, Fenchel, Kürbis, Spargelspitzen, Auberginen, Zucchini, passierter Spinat, Kochsalat, Brokkoliröschen oder Schwarzwurzeln werden gut vertragen. Ebenso Tomaten, grüne Blattsalate und Salat aus gekochtem Gemüse (Karotten, Sellerie, Zucchini, Rote Rüben). Obst ist in gekochter Form als Mus oder Kompott am besten verdaulich. In roher Form ist aber auch faserarmes Obst wie Bananen, Beeren, Melonen, reife Kiwi und faserarme Mango meist kein Problem.*

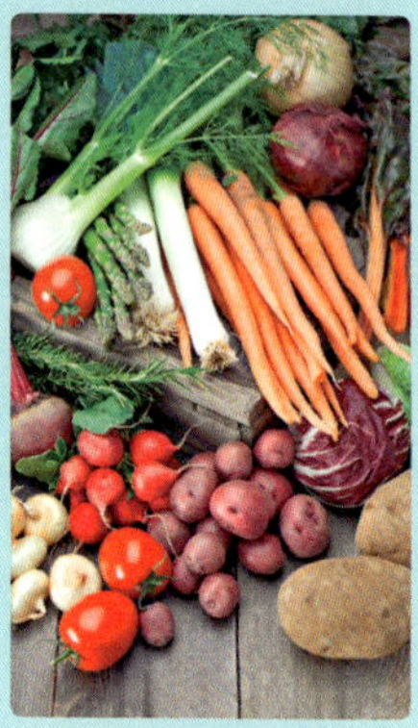

4. Täglich Milch und Milchprodukte; ein- bis zweimal in der Woche Fisch; Fleisch, Wurstwaren sowie Eier in Maßen

Diese Lebensmittel enthalten wertvolle Nährstoffe, wie z. B. Kalzium in Milch, Jod, Selen und Omega-3-Fettsäuren in Seefisch. Fleisch ist neben Eisen auch ein wesentlicher Lieferant von Vitamin B12. 300–600 g Fleisch und Wurst in der Woche sind optimal. Bevorzugen Sie fettarme Produkte, vor allem bei Fleischerzeugnissen und Milchprodukten.

TIPP: *2–3 Portionen Milch und Milchprodukte pro Tag sind empfehlenswert, z. B. 1 Glas Milch oder Buttermilch, 1 Becher Joghurt und 2 Scheiben Käse. Die Menge an Fleisch und Wurstwaren sollte bei Eisenmangel gesteigert werden, jedoch ist gerade dann aufgrund der überwiegend vorkommenden gesättigten Fettsäuren auf eine fettarme Auswahl zu achten. Zirka 3 Eier pro Woche sind ideal. Rechnen Sie dabei auch verarbeitete Eier (z. B. aus Eiernudeln, Aufläufen, Gebäck) mit ein. Fisch sollte zweimal in der Woche auf den Teller kommen.*

LVK: *Tierisches Eiweiß in fettarmer Form und schonend zubereitet (hell angebraten/gegrillt, gedünstet, gekocht, gedämpft) ist gut bekömmlich, stark Geselchtes und Geräuchertes sowie Rohes (z. B. Rohwürste, Speck) dagegen nicht. Bei einer Unverträglichkeit gegenüber flüssigen Milchprodukten, v. a. Milch, kann die Verwendung laktosefreier Milchprodukte helfen.*

5. Wenig Fett und fettreiche Lebensmittel

Bevorzugen Sie pflanzliche Öle und Fette (z. B. Rapsöl zum Kochen, Oliven- oder Walnussöl für Salate). Achten Sie auf unsichtbares Fett, das in Fleischerzeugnissen, Milchprodukten, Knabbereien und Süßwaren sowie in Fast-Food- und Fertigprodukten enthalten ist.

TIPP: *Zirka 2 EL Pflanzenöl und bis zu 1 EL Butter oder hochwertige Margarine pro Tag sind empfehlenswert. Sparen Sie an Streichfett – unter Wurst oder Käse schmecken auch Tomatenmark oder Senf. Keinesfalls sollte Streichfett beim Kochen Verwendung finden und dadurch hochwertige Pflanzenöle verdrängen. Nüsse, Kerne und Samen sollten dagegen regelmäßig gezielt in kleinen Mengen verzehrt werden – sie liefern u. a. hochwertige Fette.*

LVK: *Fettreiche Speisen sowie überhitzte Fette (z. B. Frittiertes) sind schwerer verdaulich. Butter, kalte und leicht erhitzte Pflanzenöle sowie fette Milchprodukte (Sahne, Rahm) sind in kleineren Mengen gut bekömmlich. Probieren Sie Nüsse, Kerne und Samen in fein vermahlener Form, z. B. als Zusatz in den Getreidebrei oder ins Joghurt.*

6. Zucker und Salz in Maßen

Verzehren Sie Zucker und Lebensmittel bzw. Getränke, die mit verschiedenen Zuckerarten hergestellt wurden, nur gelegentlich. Würzen Sie kreativ mit Kräutern und Gewürzen und wenig Salz. Verwenden Sie Jodsalz mit Fluorid.

TIPP: *Essen Sie Süßigkeiten mit Genuss. Verzichten Sie nicht darauf, sondern verzehren Sie sie in Maßen. Getrocknetes Obst und süßes Obst wie Bananen oder Marillen sowie Früchtebrot und Müsliriegel sind eine leckere, aber fettarme Alternative zu Süßigkeiten.*
Verwenden Sie jede Menge Kräuter zugunsten von Salz und probieren Sie, bevor Sie salzen. Häufig wird aus Gewohnheit Salz zugegeben, obwohl es vom Geschmack her gar nicht nötig wäre. Reduzieren Sie den Verzehr von Fertigprodukten, denn sie sind häufig reich an Salz.

LVK: *Achten Sie auf industrielle Nahrungsmittel, die mit Zuckeraustauschstoffen (Sorbit, Mannit, Xylit, Isomalt) gesüßt sind. Diese können bei vermehrtem Verzehr Beschwerden auslösen.*

7. Reichlich Flüssigkeit

Wasser ist lebensnotwendig. Trinken Sie rund 1,5 l Flüssigkeit pro Tag. Bevorzugen Sie Wasser – ohne oder mit Kohlensäure – und andere kalorienarme Getränke. Alkoholische Getränke sollten nur gelegentlich und nur in kleineren Mengen konsumiert werden.

TIPP: *Trinken Sie bewusst und setzen Sie sich eine bestimmte Menge als Ziel, die Sie tagsüber trinken möchten. Neben Wasser eignen sich Kräuter- oder Früchtetees als kalorienfreie Durstlöscher.*

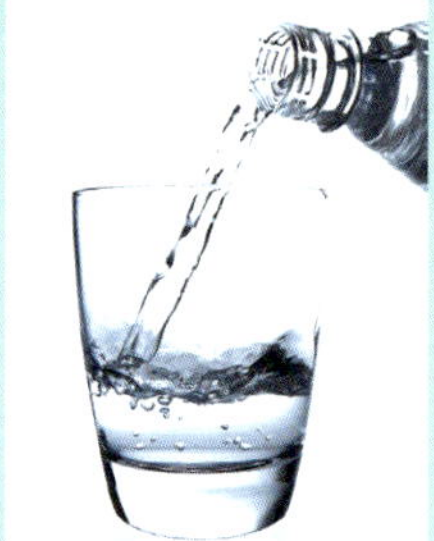

LVK: *Gehen Sie sparsam mit Kohlensäure um. Obstsäfte können mit Karottensaft verdünnt werden, sollte die enthaltene Säure Beschwerden auslösen.*

8. Schmackhaft und schonend zubereiten

Garen Sie die Speisen soweit es geht kurz, bei möglichst niedrigen Temperaturen, mit wenig Wasser und Fett – das erhält den natürlichen Geschmack, schont die Nährstoffe und verhindert die Bildung schädlicher Verbindungen.

TIPP: *Halten Sie Speisen nicht lange warm, da sonst viele Vitamine verloren gehen. Waschen Sie Gemüse im Ganzen und schneiden Sie es kurz vor dem Garen klein.*

9. Sich Zeit nehmen und genießen

Bewusstes Essen hilft, richtig zu essen. Lassen Sie sich Zeit beim Essen, denn dadurch wird das Sättigungsempfinden gefördert.

TIPP: *Planen Sie Mahlzeiten im Voraus. Sie haben dann mehr Zeit für die Zubereitung und alle Zutaten im Haus.*

LVK: *Gutes Kauen macht im Allgemeinen die Speisen leichter verdaulich.*

10. Auf das Gewicht achten und in Bewegung bleiben

Ausgewogene Ernährung, viel körperliche Bewegung und Sport gehören zusammen. Mit dem richtigen Körpergewicht fühlen Sie sich wohl und fördern Ihre Gesundheit.

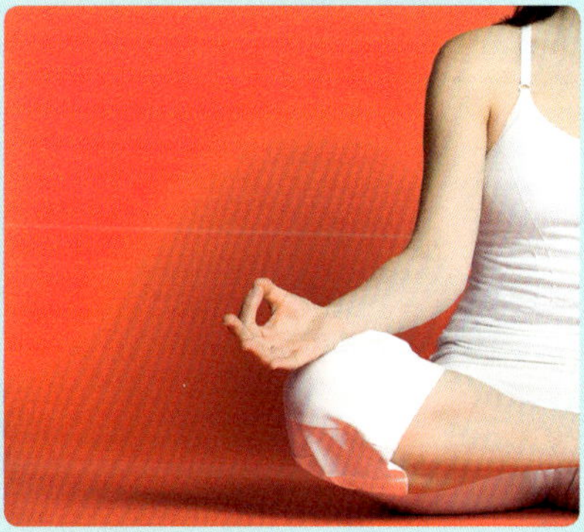

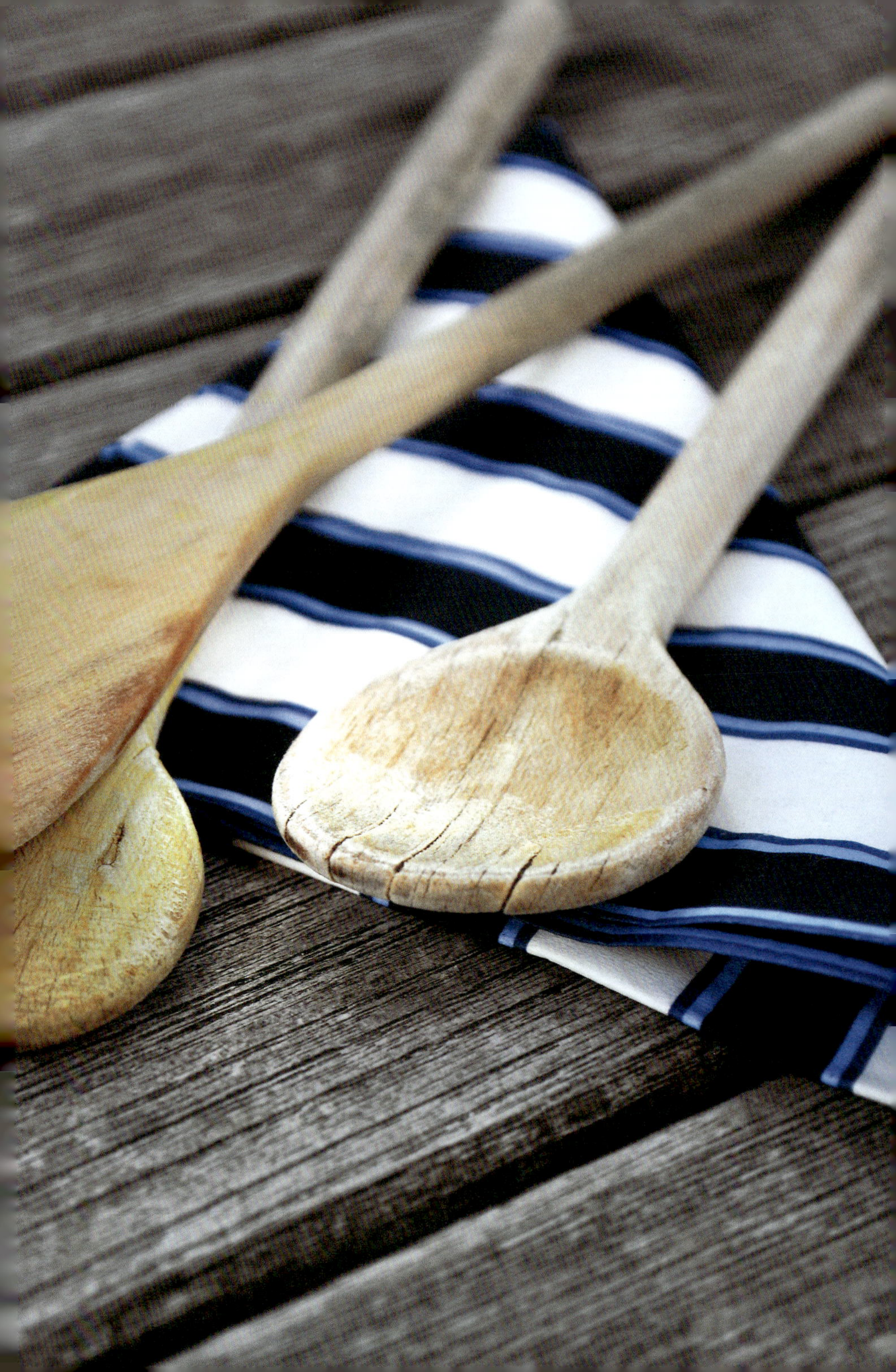

REZEPTE

Hinweise zu den Rezepten

In den Rezepten wurde als Kochfett mehrheitlich Rapsöl und für Salate Olivenöl verwendet. Diese Öle verfügen über ein sehr hochwertiges Fettsäurenmuster. Natürlich können Sie aber auch andere hochwertige Pflanzenöle verwenden.

Ebenfalls wird öfter Butter eingesetzt. Auch diese kann nach Belieben durch hochwertige Margarine ersetzt werden. Die vielfach verwendete Gemüsebrühe kann auch mit Konzentrat zubereitet werden.

Halten Sie sich beim Nachkochen vor allem an die Mengenangaben von Milchprodukten, Sahne, Rahm und Käse. Diese werden gezielt nur in kleinen Mengen verwendet, um den Kalziumanteil niedrig zu halten. Ist eine Verwendung von größeren Mengen an Sahne und Rahm erwünscht, so können Sie alternativ dazu pflanzliche Produkte (z. B. Alpro Soja Cuisine, Joya Soja Finesse) verwenden.

Nicht alltägliche Zutaten wie Sesampaste, Mandelmus, Sanddornaufstrich, Amaranth, Quinoa etc. sind in großen Supermärkten, Bio-Supermärkten und Drogeriemärkten erhältlich.

GETRÄNKE, FRÜHSTÜCK & SNACKS

ORANGEN-KAROTTEN-ZITRONENSAFT

Zutaten für 1 Portion:

- $1/8$ l Orangensaft
- $1/8$ l Karottensaft
- 1 EL Zitronensaft

Zubereitung:
Frisch gepressten oder fertigen Orangensaft mit fertigem Karottensaft mischen und Zitronensaft hinzufügen.

TIPP: Statt Orangensaft kann auch Apfel-, Grapefruit- oder Ananassaft verwendet werden.

KRÄUTER-SMOOTHIE

Zutaten für 4 Portionen:

- 100 g frische Kräuter (z.B. Petersilie, Kresse, Basilikum, Löwenzahn)
- 2 Birnen (reif)
- 2 Äpfel (süß)
- 2 EL Mandelmus
- 2 EL Zitronensaft
- 300 ml kaltes Wasser

Zubereitung:
Äpfel und Birnen schälen, entkernen und mit den restlichen Zutaten gut mixen.

TIPP: Lassen Sie Ihrem Geschmackssinn Zeit, sich an das frische Aroma der grünen Pflanzen zu gewöhnen. Bald wird er davon nicht mehr genug bekommen.

ORANGEN-MANGO-LASSI

Zutaten für 2 Portionen:

- Saft von 4 Orangen
- 250 g Mango (reif)
- 250 g Sojajoghurt (natur)
- 2 EL Zitronensaft
- 2 TL Honig
- kaltes Wasser

Zubereitung:
Orangensaft mit Mango, Sojajoghurt, Zitronensaft und Honig im Mixer oder mit dem Pürierstab fein pürieren. Nach und nach kaltes Wasser beigeben, bis eine cremig-flüssige Konsistenz erreicht ist.

TIPP: Das Getränk kann je nach Geschmack mit gemahlenem Kardamom, Nelken, Zimt oder Ingwer verfeinert werden und ist auch ein erfrischender Mahlzeitbegleiter.

POWERSHAKE

Zutaten für 2 Portionen:

- 1 Banane
- 2 Kiwis
- 400 ml Orangensaft
- 2 EL Zitronensaft
- 3 EL Hirseflocken

Zubereitung:

Die Bananen und Kiwis schälen und klein schneiden. Das Obst in einen Mixer geben und pürieren. Nach und nach die beiden Säfte zugeben und weitermixen. Sobald die Masse vermischt ist, die Hirseflocken hinzufügen. Nochmals kräftig durchmixen. In Gläser füllen, eine Kiwi- oder Bananenscheibe auf den Rand des Glases stecken und servieren.

TIPP: Die Banane kann auch durch Beeren oder eine Mango ersetzt werden.

PRICKELNDER SANDDORN-ANANAS-DRINK

Zutaten für 4 Portionen:

- 400 g Ananas (frisch)
- 4 EL Sanddorn-Fruchtaufstrich
- 1 Pkg. Vanillezucker
- 250 ml Orangensaft
- 600 ml Mineralwasser

Zubereitung:

Die Zutaten in den Mixer geben und pürieren.

AMARANTH-MANDEL-BREI MIT OBST

Zutaten für 2 Portionen:

- 200 ml Wasser
- 200 ml Mandelmilch
- 1 Prise Salz
- Schale von 1 Bio-Zitrone
- 150 g Amaranthkörner
- 2 EL Honig
- 250 g Frischobst (klein geschnitten)
- 2 Msp. Vanille
- Mandelblättchen

Zubereitung:

Wasser, Milch, Salz, geriebene Zitronenschale und Amaranthkörner zum Kochen bringen und 20 Min. leicht kochen. Anschließend auf kleiner Stufe 10 Min. nachquellen und abkühlen lassen. Honig, Obst und Vanille unterrühren. Mit Mandelblättchen garnieren.

TIPP: Der Amaranth-Mandel-Brei schmeckt auch lecker als Dessert. Die angeführten Zutaten reichen in diesem Fall für 4 Portionen.

MÜSLIRIEGEL

Zutaten für ca. 30 Stück:

- 50 g Kürbiskerne
- 50 g Haselnüsse
- 50 g Sonnenblumenkerne
- 300 g getrocknetes Obst (z. B. Aprikosen, Feigen)
- 2 Äpfel (säuerlich)
- 150 g Weizenvollkornmehl
- 150 g Haferflocken
- 250 ml Wasser
- 5 EL Öl
- ½ TL Salz
- 3 EL Honig
- 2 TL Zimt

Zubereitung:

Nüsse und getrocknetes Obst fein hacken, die Äpfel entkernen und mit der Schale grob raspeln. Alle Zutaten miteinander vermengen, sodass eine klebrige, feste Masse entsteht. Sollte die Masse zu trocken sein, den Flüssigkeits- und Honiganteil erhöhen. Ein Backblech mit Backpapier auslegen, den Teig daraufstreichen. Im vorgeheizten Backofen bei 200° C Ober-/Unterhitze ca. 40 Min. backen. Noch warm in Stücke schneiden. Auf ein Kuchengitter stürzen, auskühlen lassen und dann genießen.

TIPP: Die Müsliriegel können auch portionsweise eingefroren werden.

APFELBROT

Zutaten:

- 1500 g Äpfel
- 300 g Nüsse
- 600 g Früchte (getrocknet)
- 500 g Kristallzucker
- ⅛ l Rum
- 1 Pkg. Lebkuchengewürz
- 500 g Roggenmehl
- 500 g Weizenvollkornmehl
- 2 Pkg. Backpulver
- 2 EL Kakao

Zubereitung:

Die Äpfel grob raspeln, Nüsse und Trockenfrüchte fein hacken, mit Zucker, Rum und Lebkuchengewürz vermengen und über Nacht ziehen lassen. Anschließend Mehl, Kakao und Backpulver unterziehen. Die Masse zu Teigzöpfen formen und bei 150° C Heißluft ca. 1¼ Std. backen.

TIPP: Apfelbrot wird traditionell im Advent gebacken, bietet aber das ganze Jahr über eine leckere Alternative zu Süßigkeiten und liefert darüber hinaus auch jede Menge Eisen.

HIRSE-BEEREN-CREME MIT HONIG-NUSS-HAUBE

Zutaten für 2 Portionen:

- 100 g Hirseflocken
- 80 ml Sahne
- 220 ml Wasser
- 1 Prise Salz
- 300 g Beeren (frisch oder tiefgekühlt)
- 1 EL Nüsse
- 1 EL Honig

Zubereitung:
Wasser mit Sahne und Salz aufkochen. Die Herdplatte ausschalten, die Hirseflocken einrühren und unter Rühren ca. 5 Min. quellen lassen. Die Beeren unter die Hirse rühren. Falls der Porridge zu dickflüssig geworden ist, nach Belieben noch etwas Wasser einrühren (dabei beachten, dass Beeren – insbesondere Tiefkühlbeeren – meist auch Flüssigkeit lassen). Honig durch leichtes Erhitzen in einen flüssigeren Zustand bringen, gehackte oder gemahlene Nüsse unterrühren und die Masse über den angerichteten Brei gießen.

ORIENTALISCHES FRÜHSTÜCKSJOGHURT MIT MINZE

Zutaten für 2 Portionen:

- 4 Feigen (frisch)
- 6 große Datteln
- 500 g Sojajoghurt
- 20 g Nüsse (gehackt)
- 2 EL Leinsamen (geschrotet)
- Minzblätter

Zubereitung:
Feigen schälen, klein schneiden und mit den geschnittenen Datteln unter das Joghurt rühren. Nüsse und geschrotete Leinsamen dazugeben und mit Minzblättern garnieren.

TIPP: Trinken Sie dazu in jedem Fall ein Glas Wasser – ein Muss bei hohem Ballaststoffgehalt der Speise.

SAISONALER FRISCHKORNBREI

Zutaten für 2 Portionen:

- 8 EL Getreide (grob geschrotet)
- 300–400 g Obst nach Saison (frisch)
- 1 EL Sonnenblumenkerne
- 1 EL Kürbiskerne
- 200 g Sojajoghurt
- Wasser

Zubereitung:
Getreideschrot in eine Schüssel geben und mit kaltem Wasser auffüllen, sodass die Schrotmenge bedeckt ist. Die Schüssel zudecken, damit die oberste Schicht nicht austrocknet, und 8–10 Std. ruhen lassen. Das Wasser wird vom Getreide aufgenommen und macht es weich. Unmittelbar vor dem Anrichten Sojajoghurt und Kerne beigeben und mit dem Schrot verrühren. Zum Schluss klein geschnittenes Obst unterheben.

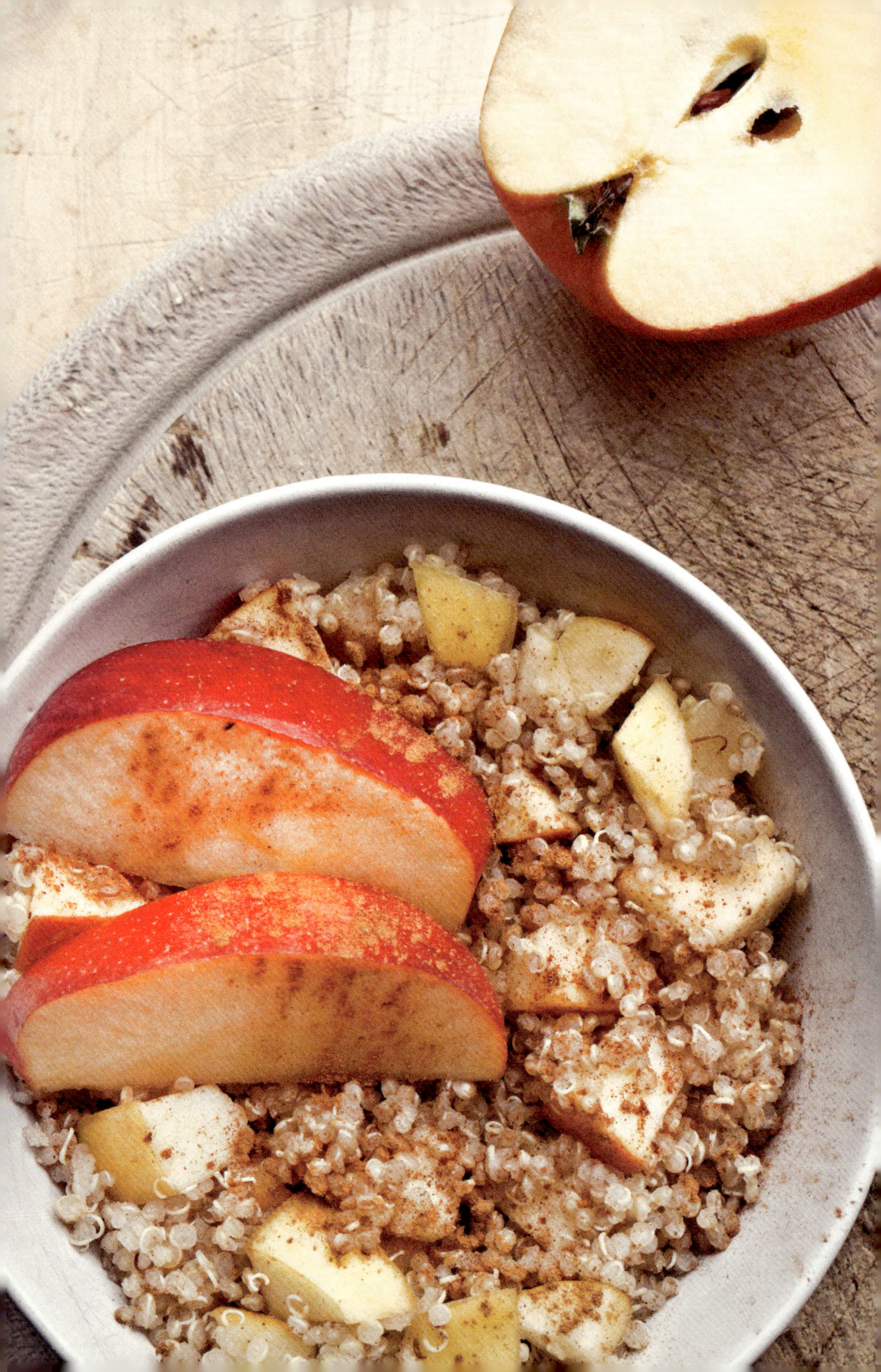

APFEL-QUINOA-BREI MIT ZIMTNOTE

Zutaten für 2 Portionen:

- 1 Tasse Quinoa (Inka- oder Perureis)
- 2 Tassen Wasser
- 2 Äpfel
- 2 Feigen (getrocknet)
- ½ TL Zimtpulver
- 1 EL Honig oder Zucker

Zubereitung:

Das Wasser aufkochen. Quinoa hinzufügen und so lange köcheln lassen (ca. 10 Min.), bis das Getreide weich und das Wasser aufgesogen ist. In der Zwischenzeit die Äpfel reiben, die Feigen klein schneiden und in den fertig gekochten Brei unterheben. Mit Zimt würzen und nach Bedarf süßen.

PAPAYA-PORRIDGE

Zutaten für 2 Portionen:

- 80 g Haferflocken
- 50 g Papaya (getrocknet)
- 2 TL Honig
- Wasser

Zubereitung:

Die Haferflocken nach Möglichkeit in einem beschichteten Topf unter ständigem Rühren kurz anrösten und mit 400–500 ml Wasser aufgießen. Die klein geschnittenen Papayastücke beifügen und den Porridge bei schwacher Hitze ca. 10 Min. lang köcheln lassen, bis eine breiige Konsistenz entsteht. Dabei mehrmals umrühren. Abschließend mit Honig süßen.

TIPP: Statt Papaya können auch getrocknete Aprikosen, Feigen oder Datteln verwendet werden.

VORSPEISEN & KLEINE SPEISEN

BROKKOLI-APFEL-GURKE-SMOOTHIE

Zutaten für 4 Portionen:

200 g Brokkoli
200 g Gurke
2 Äpfel
Eis (zerstoßen, nach Belieben)

Zubereitung:

Brokkoli kurz blanchieren und auskühlen lassen, Äpfel und Gurken schälen und entkernen. Alle Zutaten mit dem Mixer pürieren, Eis hinzufügen und sofort servieren.

NEKTARINEN-HIMBEER-SUPPE MIT BASILIKUM

Zutaten für 4 Portionen:

6 Nektarinen (sehr reif)
Saft von 1 Zitrone
300 g Himbeeren (frisch oder tiefgekühlt)
ca. 250 ml eiskaltes Wasser
Staubzucker (nach Geschmack)
2 Stängel Basilikum

Zubereitung:

Die Nektarinen waschen und vom Stein schneiden. Das Fruchtfleisch in kleine Stücke schneiden und mit Zitronensaft beträufeln. Die Himbeeren verlesen und ein Drittel beiseitelegen. Die übrigen Früchte mit eiskaltem Wasser pürieren, bis eine Suppe entsteht, und nach Geschmack etwas Staubzucker hinzugeben. Mindestens 1 Std. kalt stellen. Das Basilikum waschen, trockenschütteln, die Blätter in feine Streifen schneiden. Die Nektarinen-Himbeer-Suppe mit Basilikum, den beiseitegestellten Himbeeren und Basilikumstreifen garnieren und in Gläsern servieren.

TIPP: Die Nektarinen können durch sehr reife, gehäutete Pfirsiche ersetzt werden.

MELONE IM SCHINKENMANTEL

Zutaten für 4 Portionen:

- 1 Honigmelone
- 300 g Schinken (Serrano- oder Parmaschinken, in feinen Scheiben)
- Minze (frisch)

Zubereitung:
Die Melone halbieren und mit einem Löffel entkernen. Die Hälften in vier gleich große Teile schneiden und schälen. Die Melonenachtel halbieren. Die Melonenstücke in den Schinken einwickeln. Auf einem Teller servieren und mit Minze dekorieren.

ERDBEER-SPARGEL-SALAT

Zutaten für 4 Portionen:

- 500 g Spargel
- 2 EL Zitronensaft
- 1 TL Honig
- 250 g Erdbeeren (frisch)
- 100 g Feldsalat/Vogerlsalat
- 2 EL Balsamicoessig
- 4 EL Petersilie (gehackt)
- Kräuter nach Belieben (frisch)
- 1 TL Zucker
- 2 EL Walnussöl

Zubereitung:
Aus Balsamicoessig, 1 EL Petersilie, klein gehackten Kräutern, Zucker und Walnussöl eine Marinade herstellen. Spargel waschen, schälen, die holzigen Enden großzügig abschneiden und die Spargelspitzen in ca. 2 cm lange Stücke schneiden. In einem Topf Wasser mit Zitronensaft und Honig aufkochen, die Spargelspitzen hineingeben und ca. 10 Min. köcheln lassen, bis das Gemüse weich ist. Spargel herausnehmen und abtropfen lassen, dann heiß zur Marinade geben und darin kalt werden lassen. Die Erdbeeren vierteln. Den Feldsalat auf vier großen Tellern verteilen, marinierten Spargel und Erdbeeren daraufgeben und mit restlicher Petersilie bestreuen.

ANANAS-CARPACCIO

Zutaten für 4 Portionen:

- 1 Ananas
- 50 g Feta (Schafskäse)
- 200 g ganze Nüsse
- 4 EL Kürbiskernöl

Zubereitung:
Ananas von Schale und fasrigem Strunk befreien und in sehr dünne Scheiben schneiden. Diese auf Tellern im Kreis auflegen. In der Mitte die ganzen Nüsse platzieren. Feta fein zerdrücken, mit Kürbiskernöl vermengen und damit das Ananas-Carpaccio beträufeln.

TIPP: Die Ananas sollte reif und saftig sein.

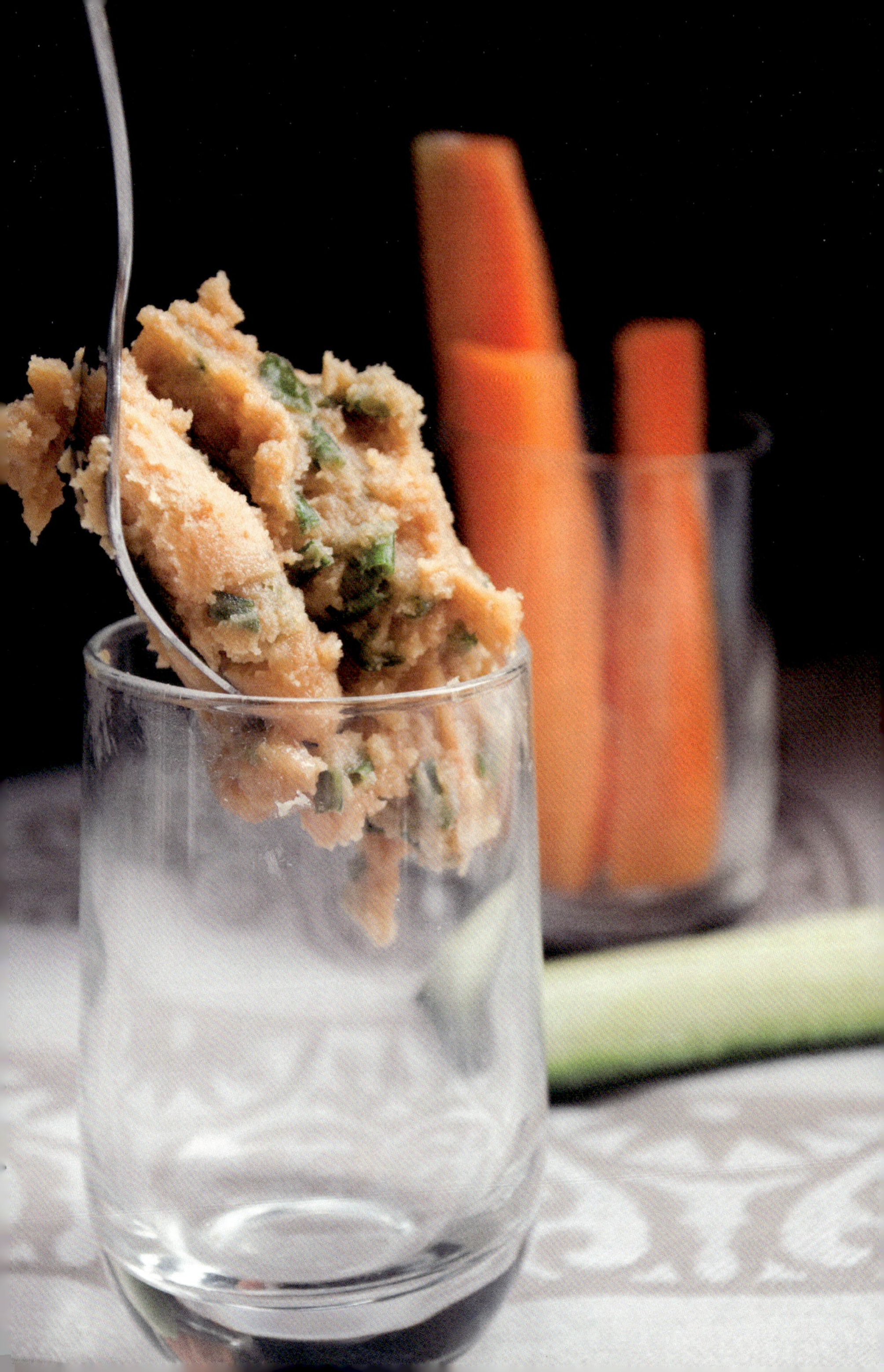

ROHKOST MIT ERDNUSSDIP

Zutaten für 4–6 Portionen:

- 3 EL Erdnussbutter
- 1 Knoblauchzehe
- 1 TL Zitronensaft
- Salz, Pfeffer
- ½ Bund Schnittlauch
- 1 Gurke
- 250 g Karotten

Zubereitung:
Erdnussbutter, gepressten Knoblauch, Zitronensaft und Gewürze mit 1 EL Wasser glatt rühren. In Röllchen geschnittenen Schnittlauch untermischen. Gurken schälen, einmal quer halbieren und die Hälften längs achteln. Karotten putzen und längs achteln. Gemüse mit dem Erdnussdip auf einer Platte anrichten.

TIPP: Sollte etwas Schärfe gewünscht sein, kann dem Dip ein kleiner Spritzer Tabasco hinzugefügt werden.

LACHSTATAR MIT WÜRZIGEM LINSENSALAT

Zutaten für 4 Portionen:

- 2 Schalotten
- 8 EL Olivenöl
- 140 g grüne Linsen
- 400 ml Gemüsebrühe (Fond)
- Salz, schwarzer Pfeffer (aus der Mühle)
- 1 Msp. Curry
- 8 EL Balsamicoessig
- 1 Prise Zucker
- 8 Stängel Schnittlauch
- 4–6 Blätter Basilikum
- 300 g Lachs (geräuchert)
- 1 TL Schale von 1 Bio-Zitrone
- Saft von 1 Bio-Zitrone
- 4 Tomaten
- 100 g Rucola
- etwas Friséesalat
- Dill, Schnittlauch

Zubereitung:
Die Schalotten würfeln und in etwas Öl andünsten. Linsen und Fond dazugeben, mit Salz, Pfeffer und Curry würzen. Anschließend 30 Min. quellen lassen. In der Zwischenzeit 2 EL Balsamicoessig, Salz, Pfeffer, etwas Zucker und 2 EL Öl verquirlen. Geschnittenen Schnittlauch unterrühren und die fertig gequollenen Linsen darin marinieren. Basilikum in Streifen schneiden, den Lachs fein würfeln und mit Pfeffer, fein abgeriebener Zitronenschale und Zitronensaft vermischen. Tomaten würfeln, mit übrigem Balsamicoessig, Salz, Pfeffer, Zucker und Öl verrühren. Salate waschen, klein zupfen und alles mit dem Dressing vermengen. Abschließend das Lachstatar und die Linsen mit Salat und Kräutern auf Tellern anrichten.

RADIESCHENSUPPE

Zutaten für 4 Portionen:

- 300 g Radieschen
- 1 Zwiebel
- 60 g Schinkenspeck
- 2 EL Rapsöl
- 1 TL Honig
- 800 ml klare Gemüsebrühe
- 150 ml Buttermilch
- Radieschenspalten und Radieschenblätter (gehackt)

Zubereitung:
Radieschen von den grünen Blättern befreien, waschen und in Scheiben schneiden. Zwiebel schälen und hacken, Schinkenspeck klein würfeln und gemeinsam mit Zwiebeln in Öl anschwitzen. Honig dazugeben und umrühren, Brühe zugießen und 20 Min. köcheln lassen. Radieschen und Buttermilch hinzufügen, erhitzen (aber nicht mehr aufkochen, sonst flockt die Buttermilch aus). Mit dem Stabmixer pürieren und abschmecken. Mit Radieschenspalten und Radieschengrün garnieren.

KAROTTENSUPPE MIT BÄRLAUCH

Zutaten für 4 Portionen:

- 300 g Karotten
- 2 Zwiebeln
- 1 Apfel
- ½ TL Zucker
- 2 EL Rapsöl
- 1 TL Tomatenmark
- 1 l klare Gemüsebrühe
- 150 ml Sahne
- Bärlauch
- Olivenöl

Zubereitung:
Geschälte und in Scheiben geschnittene Karotten, Zwiebeln und Apfel mit Zucker in Rapsöl hellbraun anschwitzen. Tomatenmark kurz mitrösten und Brühe zugießen. 20 Min. köcheln lassen, mit dem Stabmixer pürieren. Bärlauch klein schneiden, mit Olivenöl verrühren und rasten lassen. Zur Suppe hinzufügen und diese nochmals aufmixen. Sahne cremig schlagen und damit sowie mit frischen Bärlauchblättern die Suppe garnieren.

TIPP: Je nach gewünschter Schärfe der Suppe kann mehr oder weniger Bärlauch verarbeitet werden.

PETERSILIENWURZELSUPPE MIT VOLLKORNCROÛTONS

Zutaten für 4 Portionen:

- 150 g Petersilienwurzel
- 150 g Kartoffeln
- 150 g Lauch
- 800 ml Gemüsebrühe
- 4 Scheiben Toastbrot (Vollkorn)
- 3 EL Rapsöl
- 2 Bund Petersilie
- Salz, Pfeffer, Muskat
- 2 EL Joghurt

Zubereitung:

Petersilienwurzeln und Kartoffeln schälen, Lauch putzen. Gemüse waschen und alles klein schneiden. In 1 EL Öl andünsten, mit Brühe aufgießen, dann zugedeckt 20 Min. köcheln lassen. Toastbrot würfeln und in 2 EL heißem Öl goldbraun rösten. Petersilie hacken. Die Suppe mit der gehackten Petersilie fein pürieren und mit Salz, Pfeffer und Muskat würzen. Joghurt mit Salz und Pfeffer glatt rühren. Die Suppe auf Tellern verteilen und mit Joghurt und Croûtons anrichten.

TIPP: Die Suppe kann mit cremig gerührtem oder griechischem Joghurt verfeinert werden.

BROKKOLICREMESUPPE MIT HAFERFLOCKEN-SCHINKENKLÖSSCHEN

Zutaten für 4 Portionen:

- 300 g Brokkoli
- ¾ l Gemüsebrühe
- 1 Kartoffel
- Salz
- Pfeffer
- 50 g Haferflocken
- ⅛ l Wasser
- 50 g Schinken
- 2 Eiklar
- Petersilie (nach Belieben)
- 1 Msp. Muskat
- Salz
- Pfeffer

Zubereitung:

Haferflocken trocken anrösten, mit ⅛ l Wasser aufgießen; unter ständigem Rühren ca. 5 Min. quellen lassen und danach vom Herd nehmen. Sehr fein gehackten Schinken, gehackte Petersilie, Eiklar und Gewürze untermengen. Aus der entstandenen Masse Nockerl (Klößchen) formen und ca. 5 Min. in schwach kochendem Salzwasser ziehen lassen. Brokkoli und klein geschnittene Kartoffel in der Gemüsebrühe weich dünsten und anschließend pürieren. Mit Salz und Pfeffer abschmecken, abschließend mit den Nockerln anrichten.

INDISCHE MANGO-KAROTTEN-SUPPE

Zutaten für 4 Portionen:

- 600 g Karotten
- 2 reife Mangos
- 2 Schalotten
- 1 Ingwerstück (walnussgroß)
- ½ Chilischote (rot)
- 1 TL Currypulver
- 2 EL Rapsöl
- 750 ml Gemüsebrühe
- 200 ml Kokosmilch (ungesüßt)
- Salz, Pfeffer
- Limetten- oder Zitronensaft

Zubereitung:

Karotten waschen, schälen, in Scheiben schneiden. Mangos schälen und vom Stein schneiden; einige schöne Segmente für die Garnitur zur Seite legen, den Rest würfeln. Schalotten und Ingwer schälen, fein würfeln. Chilischote aufschlitzen, Kerne und helle Zwischenwände entfernen, Fruchtfleisch in feine Ringe schneiden. Öl in einem Topf erhitzen; Karotten, Schalotten, Ingwer und Curry andünsten. Mit der Brühe aufgießen, Mangowürfel und Chiliringe dazugeben. Zugedeckt ca. 15 Min. bei geringer Hitze köcheln lassen. Die Suppe mit dem Pürierstab pürieren, Kokosmilch hinzufügen, nochmals erhitzen. Mit Salz, Pfeffer und Zitronen-/Limettensaft abschmecken. Mit Mangosegmenten garniert servieren.

TIPP: Alternativ kann fettreduzierte Kokosmilch verwendet werden.

ERBSENCREMESUPPE MIT PROSCIUTTO-CRACKERN

Zutaten für 4 Portionen:

- 400 g Erbsen
- 750 ml Geflügelfond (oder Rindsuppe)
- 4 Scheiben Parmaschinken (oder anderer Rohschinken)
- 1 kleine Zwiebel
- Salz, Pfeffer, Muskat (gemahlen)
- 1 EL Rapsöl
- 4 EL Sahne

Zubereitung:

Die Zwiebel fein hacken. In einem Topf Öl erhitzen und die gehackte Zwiebel darin anschwitzen. Die Erbsen dazugeben und mit Salz, Pfeffer sowie Muskat würzen. Den Geflügelfond oder die Rindsuppe zugießen und die Erbsen ca. 10 Min. leicht köcheln lassen, bis sie weich sind. Mit dem Stabmixer pürieren. Die Rohschinkenscheiben in einer beschichteten Pfanne anbraten. Suppe in Tellern anrichten, mit jeweils 1 EL Sahne verfeinern und den gebratenen Parmaschinken über die Suppe legen.

ROTE LINSENSUPPE MIT KREUZKÜMMEL

Zutaten für 4 Portionen:

- 400 g Linsen (rot)
- 1 Zwiebel
- 1 Knoblauchzehe
- 1 Tomate
- 1 EL Öl
- 4 EL Sahne
- 6 EL Kokosmilch
- 1 Stk. Ingwer (klein)
- Kreuzkümmel
- Curry, Salz, Pfeffer
- 1 TL Currypaste (rot)
- Koriander (frisch)
- 1 Msp. Thymian (frisch)

Zubereitung:

Zwiebel und Knoblauch schälen und klein schneiden. Tomaten ebenfalls klein schneiden. In einem Topf Öl erhitzen, Zwiebel und Knoblauch farblos anschwitzen. Fein geriebenen Ingwer beigeben. Mit Wasser aufgießen, Linsen hinzufügen; mit Salz, Pfeffer, Kreuzkümmel, Curry und Currypaste würzen. Tomatenwürfel beigeben und ca. 20 Min. bei geringer Hitze köcheln lassen. Den Thymian abzupfen, leicht hacken und hinzufügen. Mit etwas Kokosmilch und Sahne abschmecken. Mit frischem Koriander servieren.

STEIRISCHE KARTOFFEL-PILZ-SUPPE

Zutaten für 4 Portionen:

- 4 EL Rapsöl
- 30 g Mehl (glatt)
- 1 kleine Zwiebel
- 1 TL Kümmel (gemahlen)
- evtl. etwas Majoran
- 2 Lorbeerblätter
- Salz, Pfeffer (weiß, aus der Mühle)
- 1 l Gemüsebrühe
- 200 g Pfifferlinge/ Eierschwammerl
- 100 g Kartoffeln (mehlig, klein gewürfelt oder geraspelt)

Zubereitung:

Pfifferlinge gründlich putzen und klein schneiden. Pilzabschnitte in der Suppe auskochen, abseihen und zum Aufgießen beiseitestellen. Öl erhitzen und das Mehl darin zu einer hellbraunen Einbrenn rösten. Fein geschnittene Zwiebel dazugeben und kurz mitrösten. Hitze verringern und kurz durchrühren. Die etwas abgekühlte Einbrenn mit Suppe aufgießen. Gut durchkochen lassen und mit den restlichen Gewürzen abschmecken. In der Zwischenzeit die Pfifferlinge gut anrösten, dann in die Suppe geben. Die rohen Kartoffeln hinzufügen. Alles zusammen auf kleiner Flamme weitere ca. 45 Min. köcheln lassen. Vor dem Servieren nochmals abschmecken.

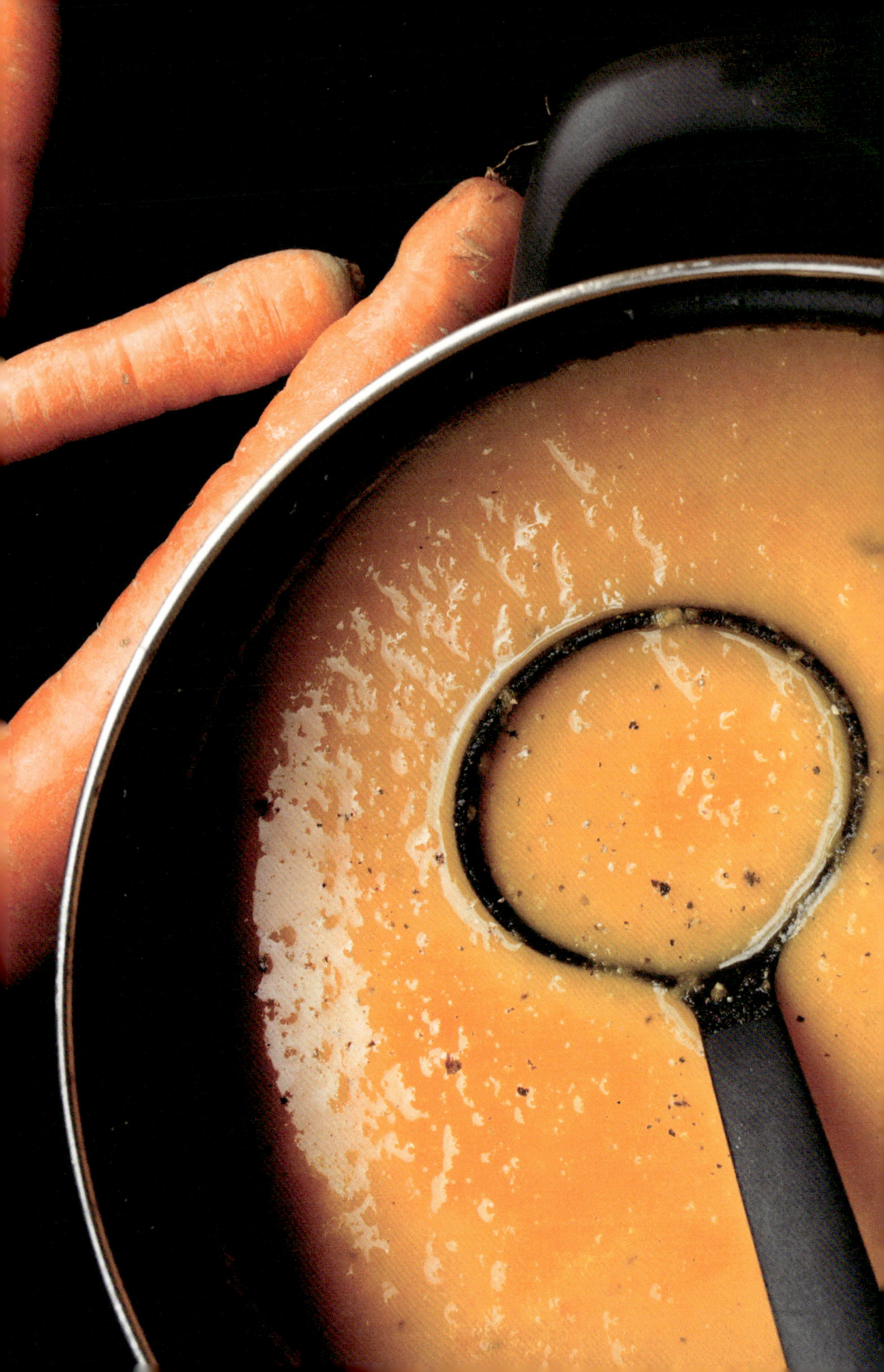

SCHNELLE KAROTTEN-ORANGEN-SUPPE

Zutaten für 4 Portionen:

- 1 Zwiebel
- 600 g Karotten
- Saft von 2 Orangen
- 1 Orange
- 1 EL Sonnenblumenöl
- 600 ml klare Gemüsebrühe

Zubereitung:
Zwiebel schälen und fein hacken. Karotten waschen und in Würfel schneiden. Orangen halbieren und auspressen. Öl erhitzen, Zwiebel und Karotten darin anrösten, Orangensaft hinzufügen, mit Gemüsesuppe aufgießen und bei schwacher Hitze ca. 15 Min. kochen lassen. Suppe mit einem Stabmixer pürieren und mit filetierten Orangenspalten anrichten.

KOHLRABICREMESUPPE MIT KRÄUTERCROÛTONS

Zutaten für 4 Portionen:

- 3 kleine (junge) Kohlrabi
- 1 Zwiebel
- 700–800 ml Gemüsebrühe
- 100 ml Crème fraîche (oder Schlagsahne)
- 1 EL Rapsöl
- 1 EL Butter
- 2 EL Kräuter
- 3–4 Scheiben Sauerteigbrot
- Muskat (gemahlen)
- Currypulver, Salz, Pfeffer
- Kresse (frisch)

Zubereitung:
Die Kohlrabi schälen und in kleine Würfel schneiden. Zwiebel feinwürfelig schneiden, in etwas Rapsöl hell anschwitzen, aber nicht braun werden lassen. Kohlrabi dazugeben, kurz durchrühren und mit der Brühe aufgießen. Aufkochen lassen, Hitze etwas reduzieren und dann 10–15 Min. köcheln lassen, bis die Kohlrabi weich geworden ist. Die Kohlrabisuppe vom Herd nehmen, mit dem Stabmixer pürieren, dann wieder aufstellen und aufkochen lassen. Crème fraîche hinzufügen, mit Salz, Pfeffer, Muskat und einer kleinen Prise Currypulver abschmecken. Suppe sämig einkochen lassen oder bei Bedarf noch etwas Flüssigkeit hinzufügen (je nach gewünschter Konsistenz der Suppe). Inzwischen für die Kräutercroûtons Butter aufschäumen, fein gehackte Kräuter dazugeben und das in Würfel geschnittene Sauerteigbrot darin wenden. Suppe anrichten, Croûtons darüberstreuen und mit reichlich frischer Kresse oder Schnittlauch garnieren.

TIPP: Für eine besonders cremige Kohlrabisuppe können auch Kartoffelwürfel mitgekocht und aufgemixt werden.

SCHWARZWURZELSUPPE MIT RÄUCHERFISCH

Zutaten für 4 Portionen:

- 600 g Schwarzwurzeln
- 100 g Sellerie
- ½ Zwiebel
- 1 EL Rapsöl
- 750 ml Gemüsebrühe
- 60 ml Sahne
- 2 Räucherforellenfilets
- Salz, Pfeffer
- Saft von ½ Zitrone
- 1 EL Dill

Zubereitung:

Die geschälten Schwarzwurzeln in ca. ½ cm dicke Scheiben schneiden. Sellerie schälen und kleinwürfelig schneiden. Zwiebel schälen, fein hacken und gemeinsam mit den Schwarzwurzeln und dem Sellerie in Öl anschwitzen, mit Gemüsebrühe aufgießen und aufkochen. Sahne hinzufügen und die Suppe ca. 15 Min. köcheln lassen. Geräucherte Forellenfilets in Stücke schneiden. Suppe mit Stabmixer pürieren, mit Salz, Pfeffer und Zitronensaft würzen. Forellenstücke dazugeben und mit gehacktem Dill bestreut servieren.

TIPP: Für die schnelle Küche eingelegte oder tiefgekühlte Schwarzwurzeln verwenden.

KÜRBIS-KARTOFFEL-SUPPE

Zutaten für 4 Portionen:

- 300 g Kürbis
- 300 g Kartoffeln
- 100 g Karotten
- 1 Zwiebel
- 1 EL Rapsöl
- 600 ml Gemüsebrühe
- 2 Lorbeerblätter
- Majoran
- 1 Msp. süßes Paprikapulver
- Salz, Pfeffer
- Rosmarin (frisch)

Zubereitung:

Kürbis, Kartoffeln und Karotten waschen, schälen und in kleine Würfel schneiden. Zwiebel ebenfalls schälen und fein hacken. Öl in einem Topf erhitzen, Zwiebel darin anschwitzen, Karotten, Kürbis und Kartoffeln dazugeben, kurz ziehen lassen und mit Gemüsebrühe ablöschen. Mit Lorbeerblatt, Majoran, Paprikapulver, Salz und Pfeffer würzen und ca. 10 Min. kochen lassen. Anschließend mit dem Stabmixer pürieren, in Tellern anrichten und mit Rosmarin garnieren.

KRAUTSUPPE

Zutaten für 4 Portionen:

- ½ Krautkopf
- ½ Zwiebel
- 1 Dose Tomaten
- 1 Paprika (grün)
- ½ Bund Stangensellerie
- 800 ml Gemüsebrühe
- Salz, Pfeffer

Zubereitung:
Alles klein schneiden, mit Gemüsebrühe bedeckt ca. 20 Min. köcheln lassen, mit Salz und Pfeffer abschmecken.

TIPP: Die Krautsuppe liefert Vitamin C und ist daher ideal mit Vollkorn-/Sauerteigbrot oder vor einer vegetarischen Hauptspeise zu genießen.

ALTWIENER SUPPENTOPF

Zutaten für 4 Portionen:

- 400 g Rinderknochen
- 500 g Rindfleisch zum Kochen (z. B. Schulterscherzel bzw. Schaufelstück)
- Pfefferkörner
- ½ TL Liebstöckel (Gewürz)
- 3 Stängel Petersilie
- 1 Prise Muskat
- 300 g Wurzelgemüse
- 1 Zwiebel
- 100 g Suppennudeln (Vollkorn)
- 50 g Erbsen (tiefgekühlt)
- Salz
- 4 EL Schnittlauch

Zubereitung:
Rinderknochen waschen, in kochendem Wasser blanchieren, abseihen und kalt abschrecken (so kochen sich die Trübstoffe heraus und die Suppe wird klar und aromatisch). Rinderknochen mit ca. 2 l kaltem Wasser aufsetzen, zum Kochen bringen und das Rindfleisch einlegen. Pfefferkörner, Liebstöckel sowie Petersilie in die Suppe geben und ca. 1½ Std. bei geringer Hitze garen lassen. Suppe nach ca. 1 Std. salzen und mit einer Prise Muskat würzen, den aufsteigenden Schaum dabei immer wieder abschöpfen. Wurzelgemüse waschen und putzen. Zwiebel halbieren und in einer beschichteten Pfanne ohne Fett an der Schnittfläche braun rösten. Gemüse und Zwiebel zur Suppe geben, diese bei geringer Hitze weitere 60 Min. kochen lassen. Anschließend durch ein Spitzsieb seihen. Nudeln und Erbsen gemeinsam in Salzwasser kochen. Fleisch in Würfel, Suppengemüse in Streifen schneiden und mit den Nudeln und Erbsen wieder in die Suppe geben. Mit Schnittlauch bestreut anrichten.

BUNTER LINSENEINTOPF

Zutaten für 4 Portionen:

- 90 g grüne Linsen (getrocknet)
- 90 g rote Linsen (getrocknet)
- 1 kleine Zwiebel
- 300 g Karotten
- 300 g Kartoffeln
- 1 EL Rapsöl
- 1 EL Petersilie (gehackt)
- 1 TL Paprikapulver (süß)
- 500 ml klare Gemüsebrühe
- Salz, Pfeffer

Zubereitung:

Linsen waschen und abtropfen lassen. Grüne Linsen über Nacht in Wasser einweichen und am nächsten Tag abseihen. Grüne und rote Linsen nach Packungsanleitung kochen. Zwiebel schälen und fein hacken. Gemüse waschen. Karotten in kleine Würfel und geschälte Kartoffeln in große Würfel schneiden. Öl in einem beschichteten Topf erhitzen und zunächst Zwiebeln, dann Karotten sowie fein gehackte Petersilie anschwitzen, Kartoffeln dazugeben. Kochtopf kurz vom Herd nehmen und süßes Paprikapulver einstreuen. Einmal kräftig umrühren, mit Gemüsesuppe aufgießen und bei geringer Hitze ca. 10 Min. zugedeckt weiterkochen lassen. Linsen dazugeben und nochmals einkochen lassen. Mit Salz und Pfeffer würzen und anrichten.

TIPP: Salzen sollte man Hülsenfrüchte erst, nachdem sie weich gekocht sind. Um die Kochzeit zu verkürzen, können auch nur rote Linsen verwendet werden.

FENCHELCREMESUPPE

Zutaten für 4 Portionen:

- 2 Knollen Fenchel
- 1 kleine Zwiebel
- 1 kleine Kartoffel
- 1 l Gemüsebrühe
- etwas Zitronensaft
- 1 Msp. Ingwer (gemahlen)
- 1 EL Rapsöl

Zubereitung:

Zwiebel schälen und fein hacken. Den Fenchel halbieren, den Strunk entfernen und den Fenchel in kleine Stücke schneiden. Das Fenchelgrün zum Garnieren aufbewahren. Die Kartoffel schälen und ebenso in kleine Stücke schneiden. In einem Topf etwas Öl erhitzen, die Zwiebel goldgelb anschwitzen und den Fenchel sowie die Kartoffelstücke dazugeben. Mit Gemüsebrühe aufgießen und so lange köcheln lassen, bis das Gemüse gar ist. Die Suppe mit etwas Zitronensaft und Ingwer verfeinern und pürieren. Suppe anrichten und mit etwas Fenchelgrün garnieren.

SALATE

AVOCADO-SPINAT-SALAT

Zutaten für 4 Portionen:

300 g Spinatblätter
1 reife Avocado
100 g Champignons
100 g Frühstücksspeck
2 EL Zitronensaft
1 EL Weißweinessig
4 EL Olivenöl
Zucker, Salz, weißer Pfeffer

Zubereitung:
Speck fein würfeln und knusprig braten. Zitronensaft mit einer Prise Zucker, Essig und Öl verrühren und mit Salz und Pfeffer abschmecken. Spinat waschen und trockenschleudern. Avocado halbieren und blättrig schneiden. Champignons putzen, waschen und (damit sie weiß bleiben) mit etwas Zitronensaft beträufeln. Alles vermengen und mit den angebratenen Speckwürfeln bestreuen.

BUNTER FRÜHLINGSSALAT

Zutaten für 4 Portionen:

1 Bund Radieschen
100 g Feldsalat/Vogerlsalat
1 Zucchini
1 Bund Frühlingszwiebeln
100 g Rucola
100 g Blattspinat

Kräuterdressing
2 EL kräftige Gemüsebrühe
2 EL Apfelessig
¼ Tasse Olivenöl
¼ TL Dijonsenf
¼ TL Honig
etwas Meersalz oder Kräutersalz
1 EL Kräuter (fein gehackt)
½ TL Schalotten (fein gehackt)
½ EL Schnittlauch (fein geschnitten)

Zubereitung:
Das Gemüse waschen und klein schneiden. Den Salat waschen und trockenschleudern. Mit dem abgerührten Dressing vermengen und anrichten.

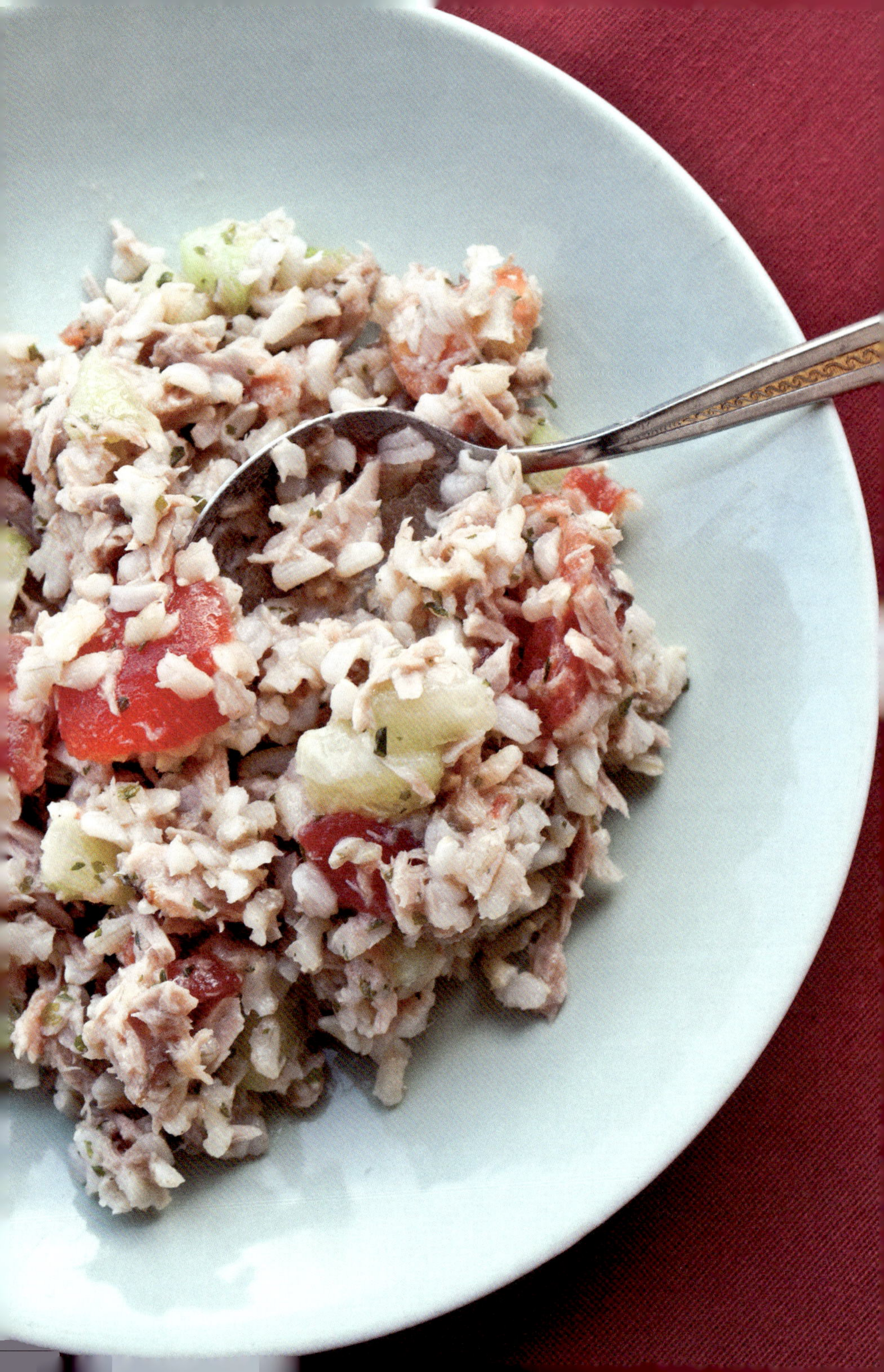

THUNFISCH-REIS-SALAT

Zutaten für 4 Portionen:

- 200 g Naturreis
- Salz, Pfeffer
- 1 Salatgurke
- 2 Fleischtomaten
- 1 Bund Frühlingszwiebeln
- 1 Bund Petersilie
- 2 Dosen Thunfisch
- 4 EL Balsamicoessig
- 4 EL Olivenöl
- 8 schwarze Oliven

Zubereitung:

Reis kochen, Gurke schälen und kleinwürfelig schneiden. Tomaten kurz mit heißem Wasser überbrühen, dann schälen, halbieren, entkernen und das Fruchtfleisch klein würfeln. Frühlingszwiebeln putzen und in feine Ringe schneiden. Petersilie fein hacken. Thunfisch abgießen, mit einer Gabel zerkleinern und zusammen mit dem Gemüse unter den Reis heben. Aus Essig, Öl und Gewürzen eine Marinade herstellen, diese mit den Oliven unter den Salat geben. Den Salat vor dem Servieren ca. 1 Std. ziehen lassen.

ÄGYPTISCHER PETERSILIENSALAT

Zutaten für 4 Portionen:

- 4 Bund Petersilie
- 1 Zwiebel
- 4 Tomaten
- Saft von 1 Zitrone
- 2 EL Olivenöl

Zubereitung:

Petersilie fein hacken, Zwiebel und Tomaten kleinwürfelig schneiden. Alle Zutaten miteinander vermischen und mit Zitronensaft und Olivenöl abschmecken.

FELDSALAT MIT SPECKDATTELN

Zutaten für 4 Portionen:

- 400 g Feldsalat/Vogerlsalat
- 2 Paprika
- 1 Zwiebel
- 16 Datteln
- 16 Mandeln
- 16 Blatt Rohschinken (hauchdünn geschnitten)
- 4 EL Balsamicoessig
- 2 EL Olivenöl

Zubereitung:

Salat waschen. Paprika in 1 cm breite Streifen schneiden, Zwiebel schälen und in feine Würfel schneiden. Den Kern von jeder Dattel entfernen, stattdessen je eine Mandel einfüllen und die Datteln mit je einem Blatt Rohschinken umwickeln. Die Speckdatteln und den Paprika ohne Fett rasch in einer beschichteten Pfanne anbraten, auf dem Salat mit den Zwiebelwürfeln anrichten und mit Öl und Essig marinieren.

PETERSILIEN-AMARANTH-SALAT MIT SANDDORN-ZITRONEN-DRESSING

Zutaten für 4 Portionen:

- 160 g Amaranth
- 4 Tomaten
- 1 rote Zwiebel
- 1 rote Chilischote
- 1 Bund Petersilie
- 2 EL Olivenöl
- 1 EL Sanddornsaft
- Pfeffer

Zubereitung:

Amaranth in einem Sieb unter fließendem Wasser gründlich waschen und in leicht siedendem Wasser ca. 20 Min. ausquellen lassen. Anschließend abgießen, mit kaltem Wasser abschrecken und gut abtropfen lassen. Tomaten waschen und fein würfeln. Zwiebel schälen und in feine Ringe schneiden. Chilischote entkernen und sehr fein hacken. Petersilie waschen, trockentupfen und sehr fein hacken. Öl, Sanddorn- und Zitronensaft verrühren und mit Salz und Pfeffer würzen. Amaranth mit den vorbereiteten Zutaten und dem Dressing vermischen und noch ca. 30 Min. ziehen lassen. Nochmals durchrühren, eventuell erneut abschmecken und anrichten.

ORIENTALISCHER NUDELSALAT

Zutaten für 4 Portionen:

- 250 g Penne (Vollkorn)
- 1 Aubergine
- ½ Bund Frühlingszwiebeln
- 8 EL Olivenöl
- Salz, Pfeffer
- ½ Gurke
- 8 Aprikosen (getrocknet)
- 1 rote Chilischote (frisch)
- ½ Bund Petersilie
- 4 EL Zitronensaft
- 1 Prise Kreuzkümmel (gemahlen)
- 80 g Pinienkerne

Zubereitung:

Penne nach Packungsanweisung bissfest kochen. Aubergine würfeln, Frühlingszwiebeln in Ringe schneiden. 2 EL Olivenöl in einer Pfanne erhitzen und Auberginen anbraten, bis sie weich sind. Frühlingszwiebeln hinzugeben und wenige Minuten mitbraten. Mit Salz und Pfeffer würzen. Gurke längs halbieren und in feine Scheiben schneiden. Aprikosen würfeln, Chilischote fein hacken, Petersilie grob hacken. Für das Dressing restliches Olivenöl mit Zitronensaft und Kreuzkümmel mischen, mit Salz und Pfeffer abschmecken. Alle Zutaten (bis auf die Pinienkerne) in einer Schüssel vermischen. Den angerichteten Salat mit gerösteten Pinienkernen bestreuen.

TIPP: Fleischliebhaber können den Salat mit klein geschnittenem, gebratenem Hühnerfleisch anrichten.

PFIRSICH-FENCHEL-SALAT MIT RÄUCHERFISCHMOUSSE

Zutaten für 4 Portionen:

- 4 Blatt Gelatine
- 2 (ca. 250 g) geräucherte Forellenfilets
- 6 EL Gemüsebrühe
- 4 EL Crème fraîche oder Sahne
- 2 Zweige Thymian
- etwas Salz, Pfeffer
- ½ Stange Lauch
- 6 Pfirsiche (am besten weißfleischig)
- 1 rote Peperoni
- 2 Fenchelknollen
- Saft von 1 Zitrone
- 6 EL Olivenöl
- 2 EL Agavendicksaft oder 1 EL Honig
- 1 Msp. Szechuanpfeffer

Zubereitung:

Gelatine in kaltem Wasser einweichen. Forellenfilets sehr fein hacken. Gemüsebrühe erhitzen und die ausgedrückte Gelatine darin auflösen. Mit der Crème fraîche vermischen, gehacktes Fischmus unterheben, eventuell mit dem Pürierstab noch etwas pürieren. Thymianblättchen untermischen, mit Salz und Pfeffer abschmecken und im Kühlschrank fest werden lassen (ca. 2 Std.).

Lauch putzen, in ca. 2 cm große Rauten schneiden und in Salzwasser blanchieren, Wasser abgießen, kalt abschrecken und abtropfen lassen. Die Pfirsiche kurz in kochendes Wasser geben, herausnehmen und die Haut abziehen. Peperoni längs halbieren, die Kerne ausstreichen und das Fruchtfleisch fein schneiden.

Fenchelknollen putzen, fein hobeln und mit Pfirsichspalten, Peperoni und Lauch vermengen.

Zitronensaft mit 2 EL Olivenöl und Agavendicksaft unter den Gemüse-Frucht-Salat mischen. Mit Szechuanpfeffer, Salz und Pfeffer würzen und abschmecken. Den Salat anrichten und die Räucherforellenmousse dazu reichen.

GETREIDELAIBCHEN MIT GEMÜSE AUF BLATTSALAT

Zutaten für 4 Portionen:

- 1 kleine Zucchini
- 1 Paprika
- 1 Karotte
- 120 g Haferflocken
- 2 EL geschrotetes Getreide (z. B. Gerste, Grünkern)
- 3 EL Vollkornmehl
- 1 Ei
- 2 Eiklar
- 2 EL Sauerrahm
- 2 EL gehackte Kräuter (Kerbel, Petersilie, Schnittlauch)
- Salz, Pfeffer
- 1 Msp. Chili
- Öl zum Braten
- 400 g gemischter Blattsalat (je nach Saison)
- 12 Cherrytomaten
- 4 EL Kürbiskerne
- Saft von 1 Zitrone
- 4 EL Kürbiskernöl
- Kerbel (frisch)

Zubereitung:

Zucchini und Karotten fein raffeln, Paprika entkernen und in sehr kleine Würfel schneiden. Für die Laibchen Gemüse, Getreide, Ei und Eiklar, Sauerrahm und Kräuter vermengen, die Masse mit Salz und Pfeffer abschmecken. Die Masse 10 Min. rasten lassen, dann noch einmal gut durchkneten. In der Zwischenzeit Salat und Tomaten waschen. Wenig Öl in einer beschichteten Pfanne erhitzen. Mit dem Löffel kleine Häufchen der Getreidemasse in die Pfanne setzen und etwas flach drücken. Auf beiden Seiten goldbraun braten. Auf Küchenpapier abtropfen lassen und warm stellen.
Salat mit Zitronensaft und Kürbiskernöl marinieren und darauf die Laibchen anrichten. Mit frischem Kerbel, geviertelten Cherrytomaten und einigen gerösteten Kürbiskernen garnieren.

RUCOLASPAGHETTI

Zutaten für 4 Portionen:

- 400 g Spaghetti (Vollkorn)
- 2 Paprika (rot)
- 80 g Petersilie
- 80 g Rucola
- 1/8 l Gemüsebrühe
- 1 EL Zitronensaft
- 1/16 l Olivenöl
- 60 g Pinienkerne
- 1 EL Olivenöl

Zubereitung:

Spaghetti in Salzwasser bissfest garen und abseihen. Paprika klein würfeln. Petersilie und Rucola waschen, fein schneiden und in einem Topf mit Gemüsebrühe, Zitronensaft und Olivenöl vermengen. Mit Salz und Pfeffer abschmecken. Paprikawürfel und Pinienkerne leicht in 1 EL Olivenöl anbraten und unter die Spaghetti rühren.

TIPP: Die Petersilie-Rucola-Sauce darf nicht erhitzt werden, sie verliert sonst an Farbe und Geschmack.

INDISCHES CASHEW-GEMÜSE

Zutaten für 4 Portionen:

- 2 EL Erdnussöl
- 2 Knoblauchzehen
- 1 Msp. Koriander
- 2 TL Kümmel (gemahlen)
- 1 TL Kurkuma
- 2 cm Ingwerwurzel
- 2 Kartoffeln
- 2 Auberginen
- 1 kleiner Kopf Blumenkohl/ Karfiol
- 100 g grüne Bohnen
- 1 grüne Peperoni
- 175 ml Kokosmilch
- 450 g Tomaten
- Salz, Pfeffer
- 100 g Cashewnüsse

Zubereitung:

Zerdrückten Knoblauch, Gewürze und gehackten Ingwer 3–4 Min. im heißen Öl braten, bis alles weich, aber nicht braun ist. Geschälte Kartoffeln 5 Min. kochen, in Würfel schneiden, mit gewürfelten Auberginen, Blumenkohlröschen, geschnittenen Bohnen und Peperoni zu den Gewürzen geben. Das Gemüse 7–10 Min. braten, gelegentlich umrühren. Kokosmilch und geschälte, gehackte Tomaten zugeben. Abschmecken, 15–20 Min. köcheln lassen. Abschließend Cashewkerne unter das Gemüse geben.

TIPP: Richten Sie das Gemüse auf einer Platte im Reisbett an und garnieren Sie das Gericht mit einem Korianderzweig.

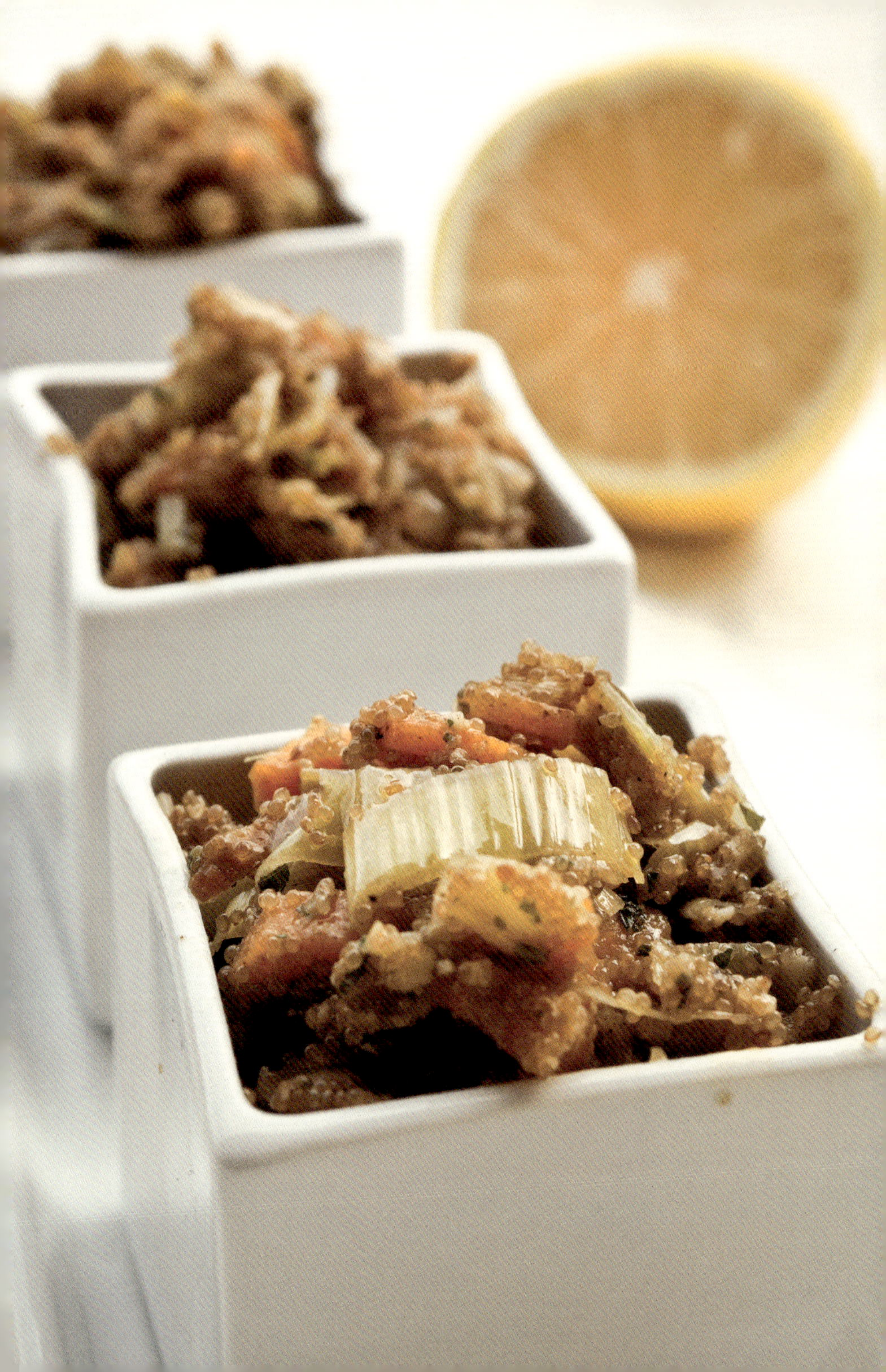

AMARANTH-GEMÜSE-PFANNE

Zutaten für 4 Portionen:

150 g Amaranth
50 g Butter
3 EL Olivenöl
½ l Gemüsebrühe
150 g Karotten
200 g Lauch
50 g Walnüsse
½ Bund Petersilie
Schale von ½ Bio-Zitrone
Salz, grüner Pfeffer (frisch gemahlen)

Zubereitung:
Amaranth in Butter und Olivenöl 5 Min. anbraten. Gemüsebrühe hinzugeben und 45 Min. zugedeckt leicht kochen lassen. Karotten und Lauch putzen und klein schneiden. Walnüsse grob und Petersilie fein hacken. Gemüse nach 45 Min. zum Amaranth geben und weitere 10 Min. garen. Mit Zitronenschale, Salz und Pfeffer würzen. Zuletzt die gehackten Walnusskerne und die Petersilie unterheben.

TIPP: Dazu passt Salat mit einem fruchtigem Dressing.

GEMÜSELAIBCHEN MIT JOGHURT-DIP

Zutaten für 4 Portionen:

200 g Kartoffeln
100 g Blumenkohl/Karfiol
100 g Brokkoli
100 g Karotten
100 g Lauch
40 g Mehl (Vollkorn)
1 Ei
2 Eiklar
Salz, Pfeffer, Kräuter
4 EL Rapsöl

Joghurt-Dip
250 g Sojajoghurt
1 Bund Schnittlauch oder 1 Tasse Kresse
2 Essiggurken
1 TL Senf
Salz, Pfeffer

Zubereitung:
Kartoffeln in Salzwasser kochen, schälen und durch eine Kartoffelpresse oder mit einer Gabel zerdrücken. Gemüse waschen. Blumenkohl und Brokkoli in kleine Röschen teilen und in etwas Wasser 1–2 Min. dünsten. Karotten fein raspeln und Lauch in sehr dünne Streifen schneiden. Kartoffeln mit Gemüse vermengen, Vollkornmehl und Ei hinzufügen, mit Salz, Pfeffer und Kräutern würzen, gut durchmischen. Aus dem Teig 8 Laibchen formen. Öl in einer beschichteten Pfanne erhitzen und Laibchen bei mittlerer Hitze auf beiden Seiten ca. 5 Min. braten. Für den Dip Joghurt mit fein geschnittenem Schnittlauch oder Kresse und klein geschnittenen Essiggurken vermischen; Senf hinzufügen, mit Salz und Pfeffer abschmecken.

TIPP: Gemüselaibchen können auch im Backofen auf einer beschichteten Backfolie bei 160° C ca. 20 Min. gebacken werden. Als Beilage eignet sich Salat.

KRAUTSTRUDEL MIT BLATTSALAT

Zutaten für 4 Portionen:

Teig
- 250 g Vollkornmehl
- 3 EL Rapsöl
- ca. 1/8 l Wasser
- 1 Prise Salz

Füllung
- 1 kleiner Kopf Kraut
- Salz
- 1 EL Zucker
- 1 Zwiebel
- Pfeffer, Kümmel, Muskat
- 1 EL Butter

Zubereitung:
Für die Füllung den Zucker in einer Pfanne karamellisieren lassen, die Zwiebel zugeben und anrösten. Anschließend das Kraut hinzufügen und mit Salz, Pfeffer, Kümmel und Muskat würzen. Das Ganze mit etwas Wasser aufgießen und dünsten lassen, bis es weich ist. In der Zwischenzeit für den Strudelteig alle Zutaten zu einem Teig kneten. Die Krautmasse etwas abkühlen lassen, den Strudelteig ausziehen und mit der Fülle bestreichen. Den Krautstrudel zusammenrollen, mit zerlassener Butter bestreichen und im Backofen backen.

TIPP: Für die schnelle Küche kann fertiger Strudelteig verwendet werden. Für Nichtvegetarier sollte gebratener Speck oder Schinken unter das Kraut gemischt werden.

KÜRBISCURRY MIT LINSENSPROSSEN

Zutaten für 4 Portionen:

- 350 g Kürbisfleisch (Hokkaido)
- 1 Zwiebel
- 1 große Karotte
- 200 ml Gemüsebrühe
- 2 EL Kokosraspel
- 1 TL Honig
- 1 EL Rapsöl
- 1 TL Ingwer (frisch)
- 1 TL Curry
- 1 TL Zitronensaft
- 3 EL Apfelsaft
- 50 g Sprossen z. B. Linsen
- Salz, Pfeffer

Zubereitung:
Zwiebel fein würfeln und in Rapsöl andünsten. Kürbis entkernen, waschen und in Würfel schneiden. Karotten würfeln, mit dem Kürbis und dem Curry zu den Zwiebeln geben und kurz andünsten. Gemüsebrühe und Kokosraspel dazugeben und ca. 15 Min. köcheln lassen, bis das Gemüse weich ist. Das Gemüse mit Honig, Ingwer, Salz, Pfeffer, Zitronen- und Apfelsaft abschmecken. Linsensprossen untermischen und servieren.

TIPP: Zum Kürbiscurry gekochte Hirse servieren.

KICHERERBSENBÄLLCHEN MIT TOMATEN-PETERSILIEN-SALAT

Zutaten für 8 Portionen:

400 g Kichererbsen (getrocknet)
100 g Zwiebeln
4 Knoblauchzehen
1 TL Kreuzkümmel (gemahlen)
1 TL Koriander (gemahlen)
2 TL Harissa (scharfe Gewürzmischung)
Salz
½ TL Natron
2 Eier (mittelgroß)
500 ml Öl zum Frittieren

Salat

150 g Vollmilchjoghurt
2 EL Zitronensaft
2 EL Olivenöl
2 Msp. Kreuzkümmel (gemahlen)
Salz, Pfeffer
800 g Tomaten
1 Bund Petersilie

Zubereitung:

Die Kichererbsen 12 Std. in kaltem Wasser einweichen. Dann 40 Min. in kochendem Wasser garen, abgießen und gut abtropfen lassen. Zwiebeln und Knoblauch grob hacken und mit den Kichererbsen in einen Küchenmixer geben. Kreuzkümmel, Koriander, Harissa, Salz, Natron und Eier hinzufügen. Alles zu einer glatten Masse pürieren und 30 Min. ruhen lassen. Aus der Kichererbsenmasse mit einem kleinen Eisportionierer 30 gleich große Bällchen abstechen; diese mit nassen Handflächen nochmals nachformen.

Für den Tomaten-Petersilien-Salat das Joghurt mit Zitronensaft, Olivenöl, Kreuzkümmel, etwas Salz und Pfeffer verrühren. Tomaten vierteln, entkernen und die Viertel nochmals längs halbieren. Petersilienblätter abzupfen und mit den Tomaten unter die Joghurtsauce geben.

Öl erhitzen und die Bällchen darin portionsweise 2–3 Min. goldgelb frittieren. Auf Küchenpapier abtropfen lassen. Salat mit den Kichererbsenbällchen anrichten und mit abgezupften Korianderblättern servieren.

TIPP: Die Bällchen können auch im Backofen auf Backpapier zubereitet werden. Sie eignen sich auch gut zum Einfrieren.

PILZ-TAGLIATELLE

Zutaten für 4 Portionen:

- 400 g Tagliatelle (Bandnudeln, Vollkorn)
- 500 g Pfifferlinge/ Eierschwammerl
- 1 Zwiebel
- 2 Knoblauchzehen
- 2 EL Petersilie
- Salz, Pfeffer
- 1 EL Butter
- 8 EL Sahne

Zubereitung:
Reichlich Salzwasser in einem großen Topf aufkochen, Tagliatelle einlegen und bissfest (al dente) kochen. Inzwischen die Pilze putzen und in mundgerechte Stücke schneiden. Dann die gehackte Zwiebel in etwas erhitzter Butter glasig andünsten. Pilze zugeben und ebenfalls anbraten. Mit Salz, Pfeffer und gepresstem Knoblauch würzen. Ca. 8 EL Sahne zugießen und die Pilze auf niedriger Temperatur dünsten, bis sie gar sind. Die mittlerweile bissfest gekochten Tagliatelle abseihen, abtropfen lassen und unter die Pilze mischen. Gehackte Petersilie zugeben und alles nochmals mit Salz und Pfeffer abschmecken.

TIPP: Begleitend zu diesem Gericht muss eine Vitamin-C-Quelle (z.B. Salat oder Fruchtsaft) verzehrt werden, damit das viele Eisen besser aufgenommen wird.

AMARANTH-NUSS-BRATLING

Zutaten für 4 Portionen:

- 300 g Amaranth
- 600 ml Gemüsebrühe
- 1 Ei
- 2 Eiklar
- 4 EL Semmelbrösel
- 2 EL Topfen
- 4 EL Haselnüsse (grob gehackt)
- Salz
- weißer Pfeffer (frisch gemahlen)
- 10 Korianderkörner (zerstoßen)
- Rapsöl

Zubereitung:
Amaranth in die kochende Gemüsebrühe geben, aufkochen und bei geringer Hitze 30–35 Min. garen lassen. Bei Bedarf noch Flüssigkeit hinzufügen, bis das Getreide weich ist. Nach 25–30 Min. Deckel abnehmen, alle Zutaten hinzufügen und alles miteinander vermischen, ca. 10 Min. quellen lassen. Bratlinge bzw. Klöße formen und im erhitzten Öl von beiden Seiten braten.

TIPP: Mit Tomatensauce und Salat servieren.

GRÜNKERNLAIBCHEN MIT LETSCHOGEMÜSE

Zutaten für 4 Portionen:

Laibchen

1 Ei
1 Eiklar
3/4 l Gemüsebrühe
200 g Grünkernschrot
60 g Haferflocken
2 EL Rapsöl
2 EL Kräuter (frisch)
200 g Zwiebeln
Pfeffer
Salz

Letscho

750 g Paprika (gelbe, grüne)
500 g Tomaten
2 große Zwiebeln
Salz
3 EL Rapsöl
1 gestrichener EL Paprikapulver (rosenscharf)

Zubereitung:

Zwiebeln hacken und in wenig Öl anrösten, Grünkernschrot dazugeben und mitrösten, anschließend mit Gemüsebrühe aufgießen und einkochen lassen, das Ganze kalt stellen. Ei und Eiweiß, Haferflocken und Gewürze in die Grünkernmasse geben, mit Salz und Pfeffer abschmecken. Aus der Masse gleich große Laibchen formen und auf einem mit Backpapier belegten Blech bei 180° C goldbraun backen.

Für das Letscho Paprikaschoten waschen, entkernen und in Streifen schneiden. Die Tomaten häuten, entkernen und vierteln, die Zwiebeln schälen und würfeln. Öl erhitzen, die Zwiebeln darin goldgelb anbraten. Mit Paprika bestäuben. Paprikastreifen und Tomaten dazugeben und bei milder Hitze 30 Min. schmoren. Mit Salz abschmecken.
Grünkernlaibchen auf dem Letscho anrichten.

AMARANTHAUFLAUF MIT PAPRIKASAUCE

Zutaten für 4 Portionen:

- 200 g Amaranth
- 600 ml Gemüsebrühe
- 180 g gelbe Rüben
- 240 g Lauch
- 100 g Erbsen
- 1 EL Butter
- Thymian
- Kräuter (nach Belieben)
- 50 g Butterkäse

Paprikasauce

- 300 g rote Paprika
- 100 g weiße Zwiebel
- 300 ml Wasser
- 30 g Mehl (glatt)
- 3 EL Sonnenblumenöl
- Salz, Pfeffer

Zubereitung:

Amaranth in Gemüsebrühe aufkochen, zugedeckt 20 Min. bei kleiner Hitze weiterkochen lassen, 10 Min. ausquellen lassen. Rüben und Lauch in mundgerechte Stücke schneiden und in Butter andünsten. Das Gemüse zum Amaranth geben, mit Thymian und Kräutern würzen. Alles in eine ausgefettete Auflaufform geben, mit fein geriebenem Butterkäse bestreuen und überbacken. Für die Sauce Paprika entkernen und waschen. Paprika und Zwiebel klein schneiden und in Öl anrösten. Mit Wasser aufgießen und 10 Min. köcheln, dann mit einem Stabmixer passieren. 100 ml Wasser mit dem Mehl vermischen und die Paprikasauce damit abbinden, mit Salz und Pfeffer abschmecken.

TIPP: Der Amaranthauflauf kann in Scheiben geschnitten auch als Beilage zu Fleisch gereicht werden.

GRÜNES HIRSERISOTTO

Zutaten für 4 Portionen:

- 1 Zwiebel
- 800 g Brokkoli
- 100 g Fenchel
- 1 EL Rapsöl
- 200 g Erbsenschoten
- 200 g Erbsen
- 2 EL Petersilie (gehackt)
- 2 EL Schnittlauch (gehackt)
- 1 l Gemüsebrühe
- 360 g Hirse
- Salz, Pfeffer

Zubereitung:

Zwiebel schälen und in feine Würfel schneiden. Gemüse waschen. Brokkoli in Röschen teilen und Fenchel in kleine Stücke schneiden. Öl in einem beschichteten Topf erhitzen, Zwiebel anrösten, Gemüse, Petersilie und Schnittlauch dazugeben, kurz anrösten, mit 125 ml Gemüsebrühe ablöschen und ca. 5 Min. garen. Hirse dazugeben, kurz mitgaren lassen, mit der restlichen Gemüsesuppe aufgießen und ca. 20 Min. kochen lassen, bis alles weich ist. Mit Salz und Pfeffer abschmecken.

TIPP: Wird ein cremigerer Risotto bevorzugt, kann ein Teil der Gemüsebrühe (100–150 ml) durch Sahne ersetzt werden.

QUINOA-PAELLA

Zutaten für 4 Portionen:

- 300 g Quinoa
- 1 Zwiebel
- 1 kleine Dose passierte Tomaten
- 1 Peperoni
- 1 kleine Dose Kidneybohnen
- 600 ml Gemüsebrühe
- 1 Zucchini
- 150 g Erbsen (frisch oder tiefgekühlt)
- 1 Msp. Kurkuma
- 1 Msp. Paprikapulver
- 1 Msp. Kreuzkümmel
- 1 Msp. Cayennepfeffer
- Salz

Zubereitung:

Quinoa mehrmals waschen und gut abtropfen lassen. Die Zwiebel glasig anschwitzen, Quinoa und Kurkuma dazugeben und unter Rühren 2 Min. anbraten. Paprikapulver, Kreuzkümmel, Cayennepfeffer, Tomaten, klein geschnittene Peperoni, Kidneybohnen und Gemüsebrühe hinzufügen. Aufkochen und zugedeckt 15 Min. köcheln lassen. Wenn nötig, mehr Flüssigkeit einrühren. Die Zucchini längs halbieren, in Scheiben schneiden, zugeben und weitere 5 Min. garen. Dann die Erbsen hinzufügen und wieder ca. 5 Min. garen, bis die Flüssigkeit verdampft ist. Eventuell nachsalzen.

TIPP: Quinoa-Paella kann auch als Beilage zu Fisch oder Fleisch serviert werden.

ANANAS-PAPRIKA-CURRY

Zutaten für 2 Portionen:

- 4 rote Paprika
- 300 ml Kokosmilch
- 1 TL Kurkuma
- 1 Nelke
- 1 Msp. Kreuzkümmel (gemahlen)
- 1 Msp. Korianderpulver
- 1 TL Basilikum (getrocknet)
- 1 Knoblauchzehe
- 250 g Ananas (frisch)
- 2 EL Erdnüsse (geröstet, gesalzen)
- 1 EL Koriander (frisch)
- Chili, Salz, Pfeffer
- etwas Öl

Zubereitung:

Die Paprika waschen und zuerst in breite Streifen, dann in größere Würfel schneiden. Kurkuma, Nelke, Kreuzkümmel, Korianderpulver und Basilikum in etwas Öl ganz kurz leicht erhitzen, bis die Gewürze leicht duften. Dann die Paprikawürfel dazugeben und wenige Minuten mit anbraten (nicht zu heiß, da die Gewürze sehr leicht anbrennen). Den in feine Scheiben geschnittenen Knoblauch untermischen und mit Kokosmilch aufgießen. Alles bei milder Hitze 10 Min. garen. Mit Pfeffer und Salz abschmecken. Abschließend die Ananas hinzufügen. Das Ganze mit frischem Koriander und den gehackten Erdnüssen bestreut servieren.

TIPP: Zu diesem Gericht passt Basmatireis sehr gut und lässt sich während der Garzeit (10 Min.) perfekt parallel dazu zubereiten.

PILZGULASCH

Zutaten für 4 Portionen:

- 800 g Pfifferlinge/Eierschwammerl
- 1 Zwiebel
- 3 EL Paprikapulver
- Suppenpulver
- 1 TL Majoran
- 1 TL Kümmel
- 1 EL saure Sahne
- 2 EL Mehl
- Essig
- Wasser

Zubereitung:

Die Pilze rasch durchwaschen, die größeren Pilze durchschneiden. Zwiebel hacken und in Öl hellbraun rösten. 3 EL Paprikapulver dazugeben und kurz mitrösten. Mit einem Spritzer Essig ablöschen. Anschließend langsam ca. 250 ml Wasser einrühren. 1 TL Kümmel und Majoran zugeben und das Ganze ca. ½ Std. köcheln lassen. Mit einem Pürierstab pürieren. Suppenpulver nach Geschmack dazugeben. Wieder aufkochen lassen und die Pfifferlinge dazugeben. Nach ca. ¼ Std. sind die Pilze bissfest. 6 EL Wasser mit saurer Sahne verrühren, Mehl einquirlen; ins Gulasch einrühren und gut aufkochen lassen.

TIPP: Dazu gehört nach typisch österreichischer Art ein Semmelknödel mit viel Petersilie. Semmelknödel können auch aus Vollkorntoastbrot hergestellt werden.

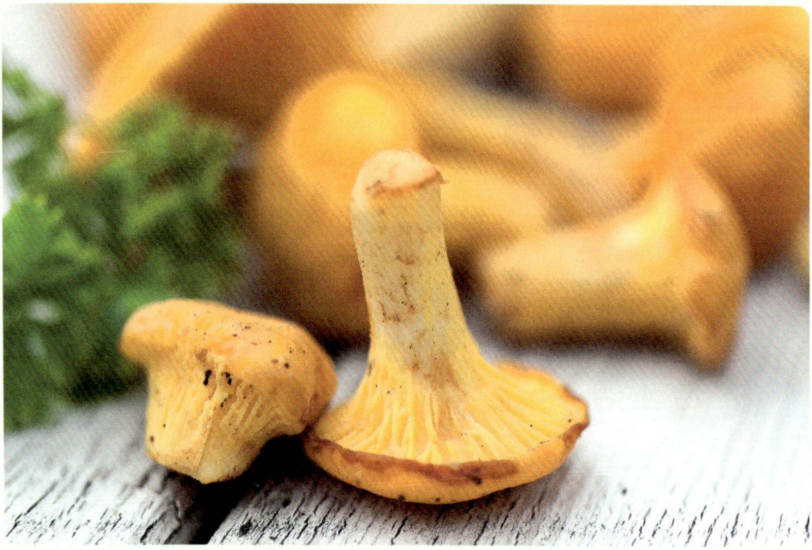

TAFELSPITZ MIT APFELKREN UND KARTOFFELSCHMARREN

Zutaten für 4 Portionen:

1 kg Tafelspitz (Rindfleisch von der Hüfte)
1 Bund Wurzelwerk
1 Zwiebel
Lorbeerblatt
Pfefferkörner
etwas Liebstöckel

Kartoffelschmarren
¾ kg Kartoffeln (mehlig)
Salz, Pfeffer, Kümmel (gemahlen)
2 Zwiebeln
2 EL Rapsöl
300 g Äpfel (z. B. Golden Delicious, Elstar, Jonagold)
2 EL Meerrettich/Kren (frisch gerissen)
Salz, Zucker

Zubereitung:
Tafelspitz, Wurzelwerk, Zwiebel, Lorbeerblatt, Pfefferkörner und Liebstöckel in einen Topf mit reichlich Wasser geben und den Tafelspitz bei geringer Hitze ca. 2 Std. weich kochen.
Für den Schmarren Kartoffeln waschen, kochen, schälen, grob reißen und mit Salz, Pfeffer und gemahlenem Kümmel vermischen. Zwiebeln fein hacken, in Rapsöl anschwitzen, Kartoffeln hinzufügen und bei mittlerer Hitze rösten, bis sich eine knusprige Kruste bildet.
Die Äpfel schälen, entkernen und schaben. Mit frisch geriebenem Kren vermengen und mit einer Prise Salz sowie Zucker würzen. Vor dem Servieren nochmals gut durchmischen. Tafelspitz mit Apfelkren und Kartoffelschmarren servieren.

TIPP: Wenn die Äpfel sehr sauer sind, braucht man keine weiteren Säuerungsmittel und der Apfelkren bleibt hell. Der Geschmack wird dabei nicht von Essig oder Zitrone bzw. durch verkochte Äpfel (Mus) beeinflusst oder verfremdet.

WÜRZIGE SCHWEINEFLEISCH-SPIESSE MIT ERDNUSSSAUCE

Zutaten für 4 Portionen:

Spieße

600 g Schweineschnitzel
4 Pimentkörner
1 Knoblauchzehe
1 Msp. schwarzer Pfeffer
1 Msp. Koriander
4 EL Sonnenblumenöl
4 lange rote Chilischoten
1 Zucchini
Salz
Holzspieße

Sauce

2 rote Chilischoten
100 g Erdnüsse
2 TL Zucker
2 EL Erdnussmus
200 ml Kokosmilch
1–2 EL Limettensaft

Kräuterbutter

4 EL Butter
2 EL Petersilie und Schnittlauch (gehackt)

Zubereitung:

Die Schnitzel längs in ca. 4 cm breite Streifen schneiden. Piment, Knoblauch, Pfeffer und Koriander fein mörsern, mit dem Sonnenblumenöl mischen. Das Fleisch in der Gewürzmischung marinieren. Chilis längs halbieren, Kerne entfernen, Zucchini in Scheiben schneiden. Die Schweineschnitzelstreifen längs auslegen und von beiden Seiten Röllchen zur Mitte hin aufwickeln. In der Mitte jeweils eine halbierte Chilischote einlegen. Abwechselnd Fleisch-Chili-Röllchen und Zucchinischeiben auf einem Holzspieß fixieren. Die Spieße leicht salzen. Butter mit den gehackten Kräutern vermischen.

Die Spieße 5–6 Min. auf den Grill legen, rundherum anbraten und währenddessen mit 1 EL Kräuterbutter bestreichen. Für die Sauce Erdnüsse ohne Fett in einer Pfanne rösten, abkühlen lassen und fein zerkleinern. Mit Erdnussmus, Kokosmilch, Zucker und 1 EL restlicher Kräuterbutter verrühren. Anschließend 2 Min. kochen lassen. Chilis halbieren, Kerne entfernen, in feine Röllchen schneiden und in die Sauce einrühren. Mit Salz und Limettensaft abschmecken.

TIPP: Zu diesem Gericht Naturreis und Salat servieren.

LAMMKARREE MIT ARABISCHEM REIS

Zutaten für 4 Portionen:

Reis

- 1 Zwiebel
- 1 EL Öl
- 300 g Karotten
- 1 EL Rohrzucker (braun)
- 2 Tassen Reis (z. B. Langkorn oder Basmati)
- Zimt, Nelke, Piment, Kardamom, Kreuzkümmel (nach Belieben)
- 2 Tassen Gemüse- oder Hühnerbrühe
- 2 Tassen Orangensaft
- 3 EL Rosinen
- 3 EL Cashewnüsse, Pistazien oder Pinienkerne

Lamm

- 1 kg Lammkarree
- 4 EL Olivenöl
- 2 Knoblauchzehen
- 2 EL Butter
- evtl. Thymian

Zubereitung:

Zwiebel putzen, würfeln und in Öl anschwitzen. Karotten putzen und raspeln, mit dem Zucker zu den Zwiebeln geben und kurz mitdünsten. Den Reis untermischen, würzen und kurz mitschwitzen. Dann alles mit Brühe und Saft ablöschen, sanft köcheln. Nach ca. 10 Min. Rosinen und Kerne hinzufügen. Den Reis zugedeckt fertig quellen lassen, bei Bedarf noch etwas Flüssigkeit zugeben, sodass aber am Ende alles aufgesogen ist, wenn der Reis gar ist (dauert ca. 15–20 Min.).

Für das Lammkarree in einer ofenfesten Pfanne Olivenöl erhitzen, darin das Fleisch von allen Seiten – auch an den Enden – braun anbraten. Knoblauchzehe schälen, nicht zu klein schneiden und mit der Butter zum Lammkarree geben. Alles zusammen im vorgeheizten Backofen 10 Min. fertig garen. Wer einen Rosmarinzweig zur Hand hat, kann diesen ebenfalls mit in die Pfanne geben.

Das fertige Lammkarree aus dem Ofen nehmen, fest in Alufolie einwickeln und eine Viertelstunde bei Zimmertemperatur ziehen lassen. Anschließend mit dem Reis anrichten.

TIPP: Eine Tasse umfasst ca. 200 ml. Wichtig ist aber vor allem, dass für Reis und Flüssigkeit das gleiche Tassenmaß benutzt wird.

PILZSTRUDEL MIT SPECK

Zutaten für 4 Portionen:

Teig

250 g Vollkornmehl
3 EL Öl
ca. 1/8 l Wasser
1 Prise Salz

Füllung

1200 g Pfifferlinge/ Eierschwammerl
300 g magerer Speck
2 Zwiebeln
2 Jungzwiebeln
2 EL Rapsöl
6 EL Crème fraîche
½–1 Bund Petersilie
Salz, Pfeffer
Butter

Zubereitung:

Für den Teig alle Zutaten vermischen und zu einem Teig kneten. Würfelig geschnittenen Speck mit klein geschnittenen Zwiebeln und Jungzwiebeln in Öl anrösten, Pilze hinzufügen und gut durchrühren, bis die Flüssigkeit verdunstet ist. Crème fraîche dazugeben, kurz umrühren und mit Salz, Pfeffer und gehackter Petersilie würzen. Auskühlen lassen. Jeweils die Hälfte der Füllung auf dem ausgezogenen Teig verteilen, einen handbreiten Streifen Teig freilassen. Strudel mithilfe des Tuches bis zum freien Teigstreifen einrollen. Den Teigstreifen mit zerlassener Butter bestreichen, über den gerollten Strudel legen, Ränder festdrücken. Strudel auf ein mit Backpapier belegtes Blech legen. Teig nochmals mit zerlassener Butter bestreichen. Im vorgeheizten Backofen auf mittlerer Schiene 20–30 Min. goldbraun backen.

TIPP: Für die schnelle Küche kann auch fertiger Strudelteig verwendet werden. Zum Strudel Salat servieren.

PUTENRAGOUT MIT KRESSE

Zutaten für 4 Portionen:

800 g Putenbrust
4 Schalotten
2 EL Öl
200 g Karotten
250 ml Gemüsebrühe
2 EL saure Sahne
2 EL Mehl
Salz, Pfeffer
1 TL Paprikapulver (edelsüß)
7 EL Kresse

Zubereitung:

Das Putenfleisch würfelig schneiden, gemeinsam mit den gehackten Schalotten in etwas Öl scharf anbraten. Mit Salz, Pfeffer und Paprika würzen. Karotten putzen, waschen, grob raspeln und dem Fleisch beigeben. Mit Gemüsebrühe aufgießen und zugedeckt ca. 20 Min. garen lassen. Ragout mit saurer Sahne und Mehl binden und abschmecken. Zum Schluss die Kresse beigeben.

TIPP: Dazu passt jede Art von Beilage. Mit Salat servieren.

SAFTIGES LAMMRAGOUT MIT LIMETTEN-KORIANDER-REIS

Zutaten für 4 Portionen:

- 600 g Lammragoutfleisch (Schulter)
- 60 g Zwiebeln
- 3 EL Erdnussöl
- 5 Knoblauchzehen
- 3 EL Tomatenmark
- 3 Tomaten
- 3/8 l Weißwein
- 450 ml Kalbsfond
- 100 g Silberzwiebeln (geschält)
- 300 g Karotten
- 150 g Kartoffeln
- 20 g Butter
- 1 Knoblauchzehe
- 200 g Basmatireis
- 1 gestr. TL Salz
- 1 Bio-Limette
- ½ Bund frischer Koriander

Zubereitung:

Fleisch im Erdnussöl heiß anbraten; fein gehackte Zwiebeln, Tomatenmark, zerdrückten Knoblauch zufügen und mitdünsten; dann Tomatenwürfel und Weißwein dazugeben und einkochen lassen. Mit Kalbsfond aufgießen und im vorgeheizten Backofen weich schmoren lassen. Inzwischen Basmatireis in Salzwasser nach Packungsanweisung garen. Knoblauchzehe in feine Scheiben schneiden. Von der Bio-Limette 2 Streifen Schale sehr dünn abschälen, Saft auspressen. Limettenschale quer in feine Streifen schneiden. ½ Bund Koriandergrün grob hacken. Fleisch aus dem Ofen nehmen, Sauce passieren, Fleisch, Karottenstifte und gewürfelte Kartoffeln in die Sauce geben und weich dünsten lassen, dann abschmecken.

Für den Reis Knoblauch in zerlassener Butter hellbraun dünsten. Reis abgießen, gut abtropfen lassen und kurz mitdünsten. Limettenschale und Koriandergrün untermischen. Reis mit Limettensaft abschmecken. Alles zusammen anrichten.

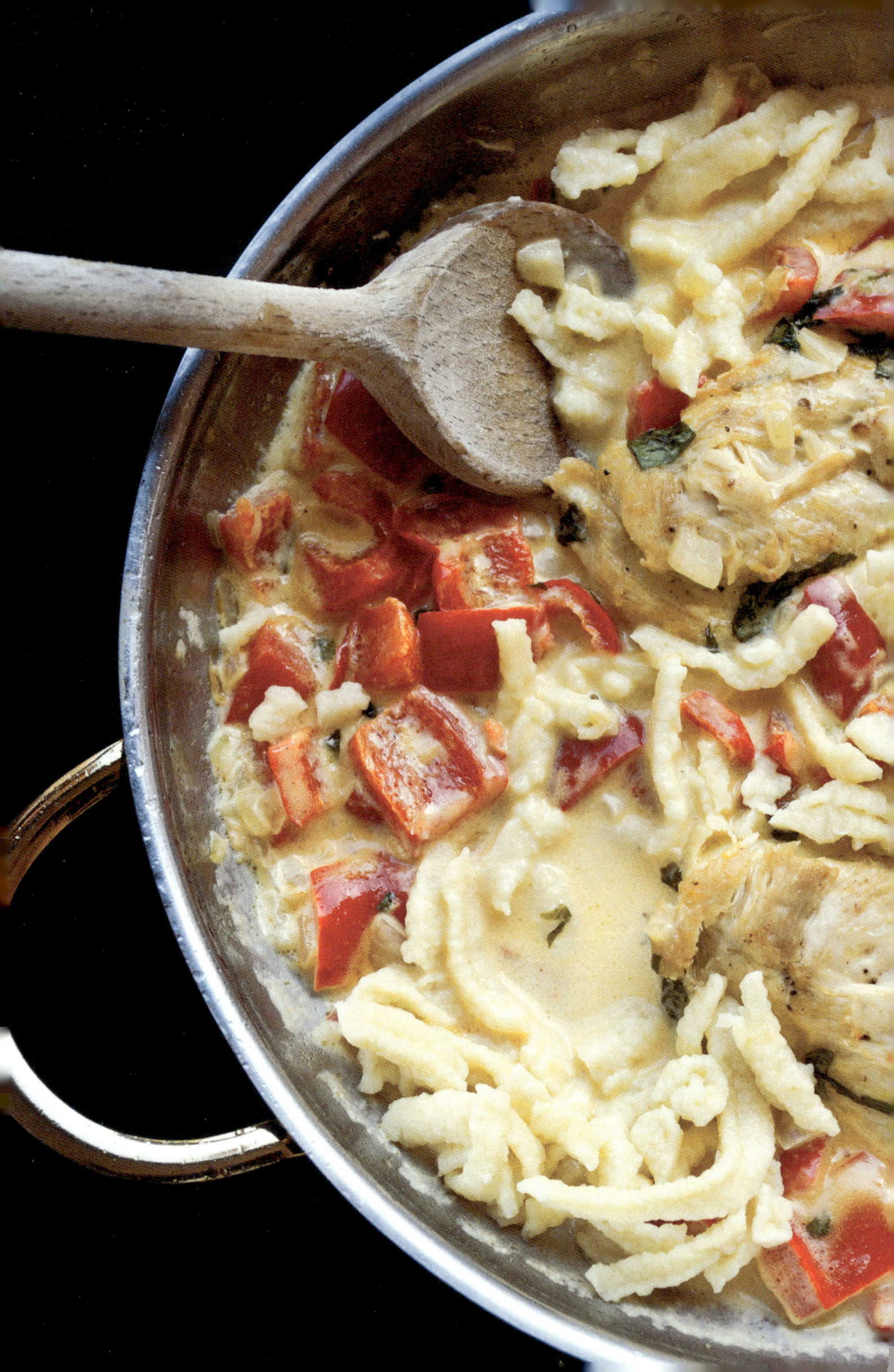

HÜHNERBRUST IN PAPRIKA-ORANGEN-SAUCE MIT SPÄTZLE

Zutaten für 4 Portionen:

4 Hühnerbrustfilets (à 150 g)
¼ l pflanzliche Sahne (z. B. Soja Cuisine, Crème légère)
¼ l Orangensaft (frisch)
100 g rote Paprika
60 g Zwiebeln
4 Blätter Basilikum
Salz, Pfeffer
2 EL Rapsöl

Spätzle

125 g Mehl (griffig)
½ l Wasser
1 Ei
1 Eiklar
1 TL Weizengrieß
Salz
Muskat

Zubereitung:

Die Hühnerbrustfilets salzen und pfeffern, in einer Pfanne in Öl auf beiden Seiten gut anbraten; Filets aus der Pfanne nehmen und beiseitestellen. In der Pfanne die in kleine Würfel geschnittenen Zwiebeln und Paprika anziehen lassen und mit dem Orangensaft ablöschen. Die Hühnerbrustfilets in die Sauce geben und zugedeckt ca. 12 Min. bei mäßiger Hitze dünsten lassen. Die Sahne unterrühren, einmal aufkochen und mit dem geschnittenen Basilikum abrunden.

Für die Spätzle alle Zutaten zügig miteinander vermischen; dann so lange schlagen, bis der Teig Blasen bildet. Durch ein Spätzlesieb in kochendes Salzwasser drücken, aufkochen lassen und abseihen. Zusammen mit der Hühnerbrust und der Sauce servieren.

HÜHNER-OBST-PFANNE

Zutaten für 4 Portionen:

- 600 g Hühnerfilet
- 5 Zwetschken oder Aprikosen
- 2 Äpfel
- 1 Bund Petersilie
- 1 Stangensellerie
- 1 Zucchini
- 1 rote Paprika
- 2 Tomaten
- ½ Stange Lauch
- 1 Zwiebel
- 60 ml Weißwein
- etwas Geflügelfond
- 1 Knoblauchzehe
- Kreuzkümmel

Zubereitung:

Hühnerfilet in Würfel schneiden und mit der fein gehackten Petersilie, dem gepressten Knoblauch und dem Kreuzkümmel würzen und anbraten. Dann die Obststücke, die Zwetschken oder Aprikosen, die in Würfel geschnittenen Äpfel und das geschnittene Gemüse hinzufügen. Das Ganze mit Geflügelfond aufgießen, Weißwein zugeben und ca. 35 Min. im Backofen bei 200°C fertig garen. Eventuell mit etwas Maisstärke binden.

TIPP: Mit Basmatireis oder Couscous servieren.

FRUCHTIGES CURRYHUHN MIT MANDELREIS

Zutaten für 4 Portionen:

- 2 Zwiebeln
- 600 g Hühnerbrust
- ½ Ananas (frisch)
- 2 kleine Äpfel (rot)
- 3 EL Rapsöl
- 40 g Mandelblättchen
- ½ Bund Koriander
- 2 Beutel Basmatireis
- 200 ml pflanzliche Sahne
- 150 ml Hühnerbrühe
- 2 TL Currypulver
- 1 TL Kreuzkümmel
- 1 TL Ingwerpulver
- Salz, Pfeffer

Zubereitung:

Den Reis nach Packungsanweisung kochen. Inzwischen die Zwiebeln schälen und in Streifen schneiden. Die Hühnerbrust in Würfel schneiden, die Ananas schälen, Strunk entfernen und ebenfalls in Stücke schneiden. Den Apfel waschen und in Spalten schneiden. Öl in einer Pfanne erhitzen und das Fleisch darin gut anbraten. Anschließend die Zwiebeln zugeben, mit anbraten und alles mit Curry, Kreuzkümmel und Ingwer würzen. Dann Brühe und Sahne zugießen, mit Salz und Pfeffer abschmecken und die Früchte hinzufügen. Alles ca. 10 Min. köcheln lassen. Die Mandeln kurz ohne Fett in einer beschichteten Pfanne anrösten. Den Reis abgießen, in eine Schüssel geben und die Mandeln untermischen. Den Koriander hacken und darüberstreuen. Anschließend alles anrichten.

KALBSSCHNITZEL MIT CRANBERRY-BALSAMICO-SAUCE

Zutaten für 4 Portionen:

- 80 g Cranberrys (getrocknet)
- 12 kleine Kalbsschnitzel (je ca. 40 g; aus Filet, Rücken oder Oberschale)
- 2 Bund Lauchzwiebeln
- 2 Rosmarinzweige
- 1 Knoblauchzehe
- 100 g kalte Butter
- 1 EL brauner Zucker
- 4 EL Balsamicoessig
- Salz, Pfeffer

Zubereitung:

Cranberrys mindestens 12 Std., knapp bedeckt mit Wasser oder Cranberrysaft, einweichen. Kalbsfilet mit Küchenpapier trockentupfen, Schnitzel aus Rücken oder Oberschale leicht klopfen. Lauchzwiebeln putzen und in 3–4 cm lange Stücke schneiden, große Zwiebeln längs halbieren. Rosmarinnadeln und Knoblauch zusammen fein hacken. Kalbsschnitzel mit Salz und Pfeffer würzen und mit 2 EL Butter in einer großen Pfanne bei starker Hitze von beiden Seiten je 1–2 Min. braten. Schnitzel aus der Pfanne nehmen und auf einem Teller ruhen lassen. Lauchzwiebeln in die Pfanne geben, 2–3 Min. braten. Rosmarin, Knoblauch und braunen Zucker zugeben. Sobald der Zucker zu schmelzen beginnt, mit Balsamicoessig ablöschen. Cranberrys mit 4 EL der Einweichflüssigkeit hinzufügen und kurz einkochen. Restliche Butter in kleine Stücke schneiden und in die Sauce einrühren – abschmecken und nicht mehr kochen. Kalbsschnitzel wieder zurück in die Pfanne geben, heiß werden lassen und mit Cranberrysauce anrichten.

TIPP: Zum Gericht passt hervorragend Polenta (Maisgrieß).

KRÄUTERLAIBCHEN MIT ZITRONENSAUCE

Zutaten für 4 Portionen:

- 2 kleine Zwiebeln
- 1 Bund Petersilie
- 6 kleine Zweige Basilikum
- 400 g Rinderfaschiertes/-gehacktes
- 2 TL Thymian (gehackt)
- 1 Ei
- 2 Eiklar
- 2 EL zarte Haferflocken
- Salz, Pfeffer
- 2 EL Rapsöl
- 250 ml Gemüsebrühe
- 4 EL Crème légère
- Schale von ½ Bio-Zitrone

Zubereitung:

Zwiebeln schälen und fein würfeln. Petersilie und Basilikum waschen und trockenschütteln, die Blätter fein hacken. Zwiebeln und Kräuter mit Faschiertem, Thymian, Eiern, Haferflocken, Salz und Pfeffer zu einem glatten Teig verkneten. Aus dem Fleischteig 8 kleine Laibchen formen. In einer Pfanne Öl erhitzen und die Laibchen rundherum braun anbraten, bei schwacher Hitze in 10–15 Min. fertig braten. Herausnehmen und warm halten. Bratensatz mit Brühe ablöschen, Crème légère unterrühren und die Sauce kurz cremig einkochen lassen. Zitronenschale unter die Sauce rühren und zu den Laibchen servieren.

TIPP: Kartoffeln und Salat dazu servieren.

KALBSFILET IM PISTAZIEN-KRÄUTER-MANTEL

Zutaten für 4 Portionen:

- 4 Kalbsfilets (à 120 g)
- 16 Stangen weißer Spargel
- 2 EL gemischte Kräuter (gehackt)
- 50 g Pistazienkerne (gehackt)
- 4 EL Rapsöl
- 1 EL Butter
- Salz, Pfeffer

Zubereitung:

Kalbsfilets mit Salz und Pfeffer würzen, beidseitig in Öl scharf anbraten, im vorgeheizten Backofen ca. 20 Min. bei 120°C braten. Bratensaft mit wenig Wasser aufgießen und mit etwas Butter verfeinern. Spargelstangen in leicht gesalzenem, mit etwas Butter versetztem Wasser 15 Min. garen und kurz in heißer Butter schwenken. Kalbsfilets zum Schluss in der Kräuter-Pistazien-Mischung wälzen, mit dem Spargel anrichten.

TIPP: Das Gericht kann auch mit Putenfleisch zubereitet werden. Als Beilage eignen sich sowohl Vollkornteigwaren als auch Kartoffeln.

WÜRZIGE PUTEN-GEMÜSE-PFANNE

Zutaten für 4 Portionen:

- 400 g Putenbrust
- 160 g Sojasprossen
- 2 Knoblauchzehen
- 1 große Zwiebel
- 30 g frischer Ingwer (fein geraspelt)
- einige Chiliflocken oder 1 kleine Chilischote (fein gehackt)
- 2 Tropfen Tabasco
- 4 EL Sojasauce
- 4 EL Rapsöl
- 600 g Gemüsemischung (z. B. Erbsen, Karotten, grüne Bohnen, Blumenkohl, Brokkoli)
- 2 Kirsch- oder Cocktailtomaten

Zubereitung:

Putenbrust in längliche, breite Streifen schneiden, mit der Sojasauce übergießen und einige Zeit stehen lassen, damit die Sauce einziehen kann. Knoblauchzehen und Zwiebel fein hacken. Gemüsemischung ohne Tomaten über Wasserdampf ca. 6 Min. vorgaren. Putenstreifen abtropfen lassen, Öl in einer großen Pfanne erhitzen. Die Putenstreifen darin rundum rasch anbraten. Die Sojasprossen untermischen und kurz mitbraten. Sprossen und Putenfleisch aus der Pfanne heben und warm stellen. Im Bratrückstand den fein gehackten Knoblauch und die Zwiebel, die geviertelten Tomaten und Ingwer anschwitzen, das Gemüse zugeben und mit Chili und Tabasco würzen. Das Gemüse für ca. 5 Min. unter mehrmaligem Wenden anbraten. Putenfleisch mit den Sojasprossen dazugeben, vermischen und mit der restlichen Sojasauce abschmecken.

TIPP: Das Gericht mit Duft- oder Basmatireis servieren.

BULGUR-GEMÜSE-PFANNE MIT SESAMHUHN

Zutaten für 4 Portionen:

Bulgur-Gemüse-Pfanne

250 g Bulgur
750 ml Wasser
1 Prise Salz
200 g Karotten
1 Stange Lauch
500 g Weißkraut
4 EL Olivenöl
2 Zwiebeln
4–6 Knoblauchzehen
2–3 Chilischoten
Pfeffer
Muskat
Sojasauce

Sesamhähnchen

4 Hühnerbrustfilets (à ca. 100 g)
Salz, Pfeffer
2 Eiklar
50 g Sesamsamen
4 EL Sesamöl

Zubereitung:

Wasser mit Salz aufkochen, Bulgur dazugeben und bei schwacher Hitze 15 Min. kochen. Hitze reduzieren, Topf zudecken und weitere 15–20 Min. fertig garen. Gemüse waschen und in feine Streifen schneiden. Olivenöl in einer großen Pfanne erhitzen und Zwiebeln mit Knoblauch anschwitzen. Gemüse und Chili dazugeben und ca. 3 Min. andünsten, pfeffern und mit Sojasauce ablöschen. Gemüse bei schwacher Hitze 10 Min. zugedeckt dünsten. Hühnerfleisch waschen, trocknen, beidseitig salzen und pfeffern. Eiklar in einen Suppenteller und Sesam auf einen flachen Teller geben. Fleisch zuerst durch das Eiweiß ziehen und anschließend im Sesam mehrmals wenden.

Öl in einer beschichteten Pfanne heiß werden lassen und das Fleisch bei mittlerer Hitze auf jeder Seite ca. 5 Min. braten. Auf Küchenpapier abtropfen lassen, in schräge Scheiben schneiden und auf dem Gemüsebulgur anrichten.

SCHMACKHAFTES KALBSRAGOUT MIT BLUMENKOHL

Zutaten für 4 Portionen:

- 400 g Kalbsschulter
- ½ Kopf Blumenkohl/Karfiol
- 1 Zwiebel
- 2 Karotten
- ½ Stange Lauch
- 2 EL Rapsöl
- Salz, Pfeffer
- ¼ l Gemüsebrühe
- 1 EL saure Sahne
- 2 EL Weizenvollkornmehl
- frische Kräuter (z. B. Majoran, Thymian, Petersilie, Rosmarin, Salbei)

Zubereitung:

Kalbsschulter in Würfel schneiden. Zwiebel schälen und fein hacken. Blumenkohl in Röschen teilen und waschen. Karotten schälen und in kleine Stücke schneiden. Lauch putzen, waschen und in Ringe schneiden. Öl in einer Pfanne erhitzen, Zwiebel darin goldgelb rösten, Fleischwürfel beigeben und unter ständigem Rühren anbraten. Gemischtes Gemüse dazugeben, mit Salz und Pfeffer würzen, mit Gemüsebrühe aufgießen und einige Zeit dünsten lassen. Saure Sahne mit etwas Wasser und Mehl versprudeln, Ragout damit binden und zum Schluss die fein gehackten Kräuter unterrühren.

TIPP: Vollkornhörnchen eignen sich ideal als Beilage.

KARTOFFEL-KRAUT-PUFFER MIT EINEM HAUCH VON RAUCHFLEISCH

Zutaten für 4 Portionen:

- 500 g Sauerkraut
- 500 g Kartoffeln
- 100 g Rauchfleisch/ Geselchtes
- 1 Zwiebel
- 1 Ei
- 1 Eiklar
- 2 EL Vollkornmehl
- 2 EL Petersilie
- Salz, Pfeffer
- 1 Msp. Paprikapulver
- Rapsöl

Zubereitung:

Zwiebel und Rauchfleisch fein hacken und beides in etwas Öl hell anschwitzen, aber keinesfalls zu dunkel werden lassen. Das Sauerkraut etliche Male durchschneiden, zugeben und einige Minuten mitanschwitzen. Wieder vom Herd nehmen und abkühlen lassen. Nun die Kartoffeln fein reiben, mit Sauerkraut, Mehl sowie den Eiern vermengen und mit Paprikapulver, Salz und Pfeffer abschmecken. In einer großen, tiefen Pfanne reichlich Öl erhitzen, aus der Masse mithilfe von zwei Suppenlöffeln Puffer hineinsetzen und diese unter einmaligem Wenden goldbraun herausbacken.

CHILI CON CARNE

Zutaten für 4 Portionen:

- 500 g Rindergehacktes/-faschiertes
- 4 Zwiebeln
- 3 Knoblauchzehen
- 2 EL Erdnussöl
- 1 kleine Dose (400 g) geschälte Tomaten
- 3 EL Tomatenmark
- 3 EL Tomatenketchup
- 300 ml Gemüsebrühe
- 2 rote Chilischoten (frisch)
- 1 EL Chiligewürz
- ½ TL schwarzer Pfeffer (grob gemahlen)
- 1 TL Oregano (getrocknet)
- ½ TL Kreuzkümmel (ganz)
- 1 EL Rotweinessig
- 1 Dose (400 g) rote Kidneybohnen
- eine kleine Dose (140 g) Mais
- Salz, 2 Spritzer Tabascosauce

Zubereitung:

Zwiebeln und Knoblauch schälen, dann hacken. Erdnussöl in einem großen Topf erhitzen. Hackfleisch darin bei starker Hitze rundherum ca. 5 Min. anbräunen. Zwiebeln und Knoblauch dazugeben, bei mittlerer Hitze weitere 5 Min. goldgelb braten. Die geschälten Tomaten zugeben und mit dem Kochlöffel zerdrücken. Tomatenmark, Ketchup und Gemüsebrühe unterrühren. Frische Chilis waschen, putzen, entkernen, würfeln und zufügen. Hackfleisch mit Chiligewürz, Pfeffer, Oregano, Kreuzkümmel und Essig würzen. Zugedeckt bei schwacher Hitze 30 Min. dünsten. Die Bohnen in ein Sieb gießen, abspülen und abtropfen lassen. Bohnen und Mais unter das Chili rühren und alles noch 10 Min. ziehen lassen. Das Chili mit Salz, Pfeffer und Tabasco scharf-pikant abschmecken, heiß servieren.

SCHWARZWURZELPENNE

Zutaten für 4 Portionen:

- 400 g Penne (Vollkorn)
- 500 g Schwarzwurzeln
- 1 EL Zitronensaft
- 2 Knoblauchzehen
- 1 EL Rapsöl
- 2 Frühlingszwiebeln
- 100 g Schinken (gekocht)
- ⅛ l Schlagsahne
- 2 EL Petersilie
- 1 EL Parmesan oder Pecorino
- 60 g Pinienkerne
- Pfeffer, Salz

Zubereitung:

Die Schwarzwurzeln unter fließendem Wasser schälen, schräg in Scheibchen schneiden und mit Zitronensaft mischen. Die Schwarzwurzeln mit dem gehackten Knoblauch in heißem Rapsöl unter häufigem Rühren gerade weich und nussig braten, mit Salz und Pfeffer würzen, warm stellen. In der Zwischenzeit die Penne nach Packungsanweisung zubereiten. Zwiebeln in Öl anschwitzen, Schinken, Sahne, Petersilie dazugeben und kurz aufkochen, mit Pfeffer und Salz abschmecken, Spargel unterrühren und zum Schluss Käse und Pinienkerne dazugeben. Nochmals umrühren, zudecken und vom Herd nehmen. Etwas stehen lassen, damit der Käse schmelzen kann, dann unter die Penne mischen. Zum Schluss noch mit etwas Petersilie garnieren.

TIPP: Für die schnelle Küche können Schwarzwurzeln aus der Konserve verwendet werden.

COUSCOUS-SALAT MIT LAMM

Zutaten für 4 Portionen:

- 500 g Couscous
- 3 Tomaten
- 3 Paprika
- 8 EL Petersilie
- ca. 4 EL Zitronensaft
- 4 EL Olivenöl
- 4 Lammfilets
- 4 EL Rapsöl
- Salz, Pfeffer
- evtl. frische Minze

Zubereitung:

Couscous mit 1 Msp. Salz in eine Schüssel geben. Mit gleicher Menge kochendem Wasser übergießen, zudecken und 10 Min. quellen lassen. Tomaten und entkernte Paprika in kleine Würfel schneiden, Petersilie und eventuell Minze fein hacken und zusammen mit dem Couscous in eine Schüssel geben. Mit Olivenöl, Zitronensaft und Salz abschmecken. Den Salat mindestens 2 Std. im Kühlschrank ziehen lassen. Kurz vor dem Anrichten Lammfilets mit Salz und Pfeffer würzen und in einer Pfanne mit Rapsöl 2–3 Min. von jeder Seite braten, dabei aber nur einmal wenden. Anschließend die Filets vom Herd nehmen und 5 Min. zugedeckt ziehen lassen. Den Salat auf Tellern verteilen und darauf das Lammfilet anrichten.

AROMATISCHE SCHWEINEROULADEN MIT DÖRRZWETSCHKEN

Zutaten für 4 Portionen:

- 500 g Schnitzelfleisch (vom Schwein)
- 100 g Dörrzwetschken/-pflaumen
- 3 EL Rapsöl
- 1/16 l Weißwein
- 1/16 l Gemüsebrühe
- 2 Rosmarinzweige
- 2 EL Sahne
- Salz, Pfeffer

Zubereitung:

Aus dem Fleisch 6 dünne Schnitzel schneiden, dünn klopfen, salzen und pfeffern. Mit einigen Dörrzwetschken belegen, zusammenrollen und mit einem Zahnstocher fixieren. Schweinerouladen in Öl rundherum anbraten und aus der Pfanne nehmen. Bratensaft mit Wein und Gemüsebrühe ablöschen und einkochen lassen. Rouladen und Rosmarinzweige zugeben und weich dünsten. Fond mit Sahne verfeinern.

TIPP: Bratkartoffeln, im Backofen zubereitet, und Salat mit nussigem Dressing bieten eine köstliche Beilage.

KALBSKOTELETT AUF RUCOLASALAT MIT STEINPILZEN

Zutaten für 4 Portionen:

- 200 g Rucola
- 500 g Steinpilze (frisch)
- 3 Schalotten
- ¼ Bund Petersilie
- 4 Kalbskoteletts (à 250 g)
- etwas Salz, Pfeffer
- 2 EL Sonnenblumenöl
- je 1 Zweig Rosmarin und Thymian
- 1–2 Knoblauchzehen
- 6 EL Olivenöl
- 2 EL weißer Balsamicoessig
- 1 TL Senf
- 1 EL Butter
- 1 Spritzer Zitronensaft

Zubereitung:

Rucola waschen, trockenschütteln, die Stiele entfernen und zerzupfen. Steinpilze putzen, erdige Teile abschneiden; die Hüte mit einem weichen Tuch abreiben, braune Stellen mit einem kleinen Messer abschaben und die Pilze je nach Größe halbieren oder vierteln. Schalotten schälen und fein schneiden. Petersilie abspülen, trockenschütteln und fein hacken. Die Koteletts mit Salz und Pfeffer beidseitig würzen. In einer Grillpfanne das Sonnenblumenöl erhitzen und die Koteletts bei starker Hitze gleichmäßig von beiden Seiten anbraten, dann Hitze reduzieren und Steaks garen, bis sie rosa sind. Rosmarin, Thymian und die Knoblauchzehe mit in die Bratpfanne geben (oder Öl mit Knoblauch, Rosmarin und Thymian mischen, Steaks darin wenden, abtropfen lassen und auf den Grill geben). Für das Dressing 4 EL Olivenöl, Balsamicoessig, Senf, Salz und Pfeffer verrühren. Die Steinpilze in einer Pfanne mit 2 EL Olivenöl scharf anbraten. Nach dem Austreten der Flüssigkeit die Butter und die Schalotten hinzufügen. Bei verminderter Hitze weitere 2 Min. braten. Die gehackte Petersilie in die Pfanne streuen, die Pilze mit Salz und Pfeffer und etwas geriebenem Knoblauch würzen. Zum Schluss mit einem Spritzer Zitronensaft abschmecken. Rucola mit dem Dressing marinieren und mit den Pilzen und dem Steak anrichten.

ZARTER RINDERFILETSPIESS IN SESAMKRUSTE AUF BLATTSALAT

Zutaten für 4 Portionen:

- 600 g Rinderlungenbraten
- 8 Stängel Zitronengras
- Salz, Pfeffer
- 2 Eiklar
- 12 EL Sesam
- 3–4 EL Sonnenblumenöl

Salat

- 500 g gemischte Blattsalate der Saison
- 6 EL Olivenöl
- 3 EL Apfelbalsamicoessig
- 2 EL Sojasauce
- 1 EL Honig
- Salz, Pfeffer
- 1 EL Koriander (gehackt)

Zubereitung:

Fleisch in gleich große Würfel schneiden, jeweils gleichmäßig auf die Zitronengrasspieße verteilen und aufstecken, mit Salz und Pfeffer würzen. Die Spieße in verquirltem Eiklar und Sesam wenden. Sonnenblumenöl in einer beschichteten Pfanne erhitzen und die Spieße ausbacken. Auf Küchenpapier abtropfen lassen. Für das Salatdressing alle Zutaten mit dem Pürierstab pürieren und pikant abschmecken. Blattsalate waschen und in mundgerechte Stücke zerteilen. Erst vor dem Servieren Salat marinieren und die Sesamspieße darauflegen.

TIPP: Anstelle von Zitronengras können auch Holzspieße verwendet werden.

LACHSFILET MIT ORANGEN-FENCHEL-SALAT

Zutaten für 4 Portionen:

- 3 Orangen
- 2 Knollen Fenchel
- Salz, Pfeffer
- 1 EL Honig
- 4 Lachsfilets
- 10 Blätter Basilikum
- Rapsöl

Zubereitung:

Die Orangen so schälen, dass die weiße Haut vollständig entfernt wird, dann filetieren und den Saft in einer Schüssel auffangen. Den Orangensaft mit Salz und Honig verrühren. Die Basilikumblättchen hacken. Den Fenchel putzen und vierteln. Den Strunk herausschneiden und in sehr feine Streifen schneiden. Etwas Rapsöl in einem Topf erhitzen. Den Fenchel dazugeben, pfeffern und bei kleiner Hitze und geschlossenem Deckel in ca. 10 Min. bissfest garen. Zusammen mit den Orangenfilets zu der Marinade in die Schüssel geben und durchziehen lassen. Erneut etwas Rapsöl in einer Pfanne erhitzen und die Lachsfilets darin braten. Mit Basilikum bestreuen und zusammen mit dem Fenchelsalat anrichten.

TIPP: Zu diesem Gericht kann Natur- oder Wildreis serviert werden.

SCHOLLENFILET AUF BUNTEM FRÜHLINGSSALAT

Zutaten für 4 Portionen:

- 500–600 g Schollenfilets (tiefgekühlt)
- 250 g Salatmischung (z. B. Endivien, Radicchio, Zuckerhut)
- 12 Radieschen
- Kresse
- 4 EL Rapsöl
- Salz, Pfeffer
- 12 EL Balsamicoessig
- 6 EL Olivenöl
- 4 EL Wasser
- 2 Schalotten
- Salz

Zubereitung:

Schollenfilet antauen lassen. Den Salat waschen, zerteilen und trockenschleudern. Die Radieschen in feine Scheiben schneiden. Auf einem Teller anrichten. Für das Dressing die Schalotten feinwürfelig schneiden und mit Essig, Wasser und Olivenöl vermengen, dann salzen. Schollenfilet abspülen, trockentupfen und in längliche Stücke schneiden, salzen und pfeffern. Öl in einer Pfanne erhitzen und darin die Filetstücke bei milder Hitze auf jeder Seite ca. 2–3 Min. anbraten. Salat mit dem Dressing beträufeln, mit reichlich Kresse bestreuen und mit den Schollenfiletstreifen belegen.

SESAM-FISCH-LAIBCHEN

Zutaten für 4 Portionen:

- 400 g Dorsch-/Kabeljaufilet (tiefgekühlt)
- 3 EL Zitronensaft
- 1 Prise Salz
- 1 Msp. Pfeffer
- 1 EL saure Sahne
- 1 Ei
- 1 Eiklar
- 2 EL Sesam
- 2 EL Haferflocken
- 2 EL Rapsöl
- 1 EL Petersilie
- 6 Paprika (gelb, grün, rot)
- 100 ml Gemüsebrühe

Zubereitung:

Fisch langsam auftauen, mit Küchenpapier trockentupfen und in der Küchenmaschine hacken. In eine Schüssel geben, mit dem Ei vermischen, mit Salz, Pfeffer, Petersilie, Zitronensaft und saurer Sahne abschmecken. Die Masse mit Haferflocken binden und daraus Laibchen formen. Die Laibchen in Sesamkörnern wälzen und in einer beschichteten Pfanne in Rapsöl langsam goldgelb braten. Paprika in Streifen schneiden, in der Gemüsebrühe 3 Min. dünsten und danach abseihen. Auf einem Teller die Paprikamischung anrichten und darauf die Fischlaibchen platzieren.

SAIBLINGSFILETS MIT KARTOFFELN UND FELDSALAT IN KÜRBISKERNDRESSING

Zutaten für 4 Portionen:

- 8 Stück Saiblingsfilets (à 80 g)
- 4 EL Rapsöl
- 1/8 l Fischfond oder Gemüsebrühe
- Salz, Zitronensaft
- 8 EL frische Kräuter (z. B. Kerbel, Brunnenkresse, Dill, Zitronenmelisse, Minze)
- 500 g Kartoffeln
- 50 g Butter
- Salz
- 120 g Jungzwiebeln (in Ringe geschnitten)
- 500 g Feldsalat/Vogerlsalat
- 50 ml Apfelessig
- 100 ml Kürbiskernöl
- 50 g Kürbiskerne (geröstet)
- Salz, Pfeffer (aus der Mühle)
- 10 g Zucker

Zubereitung:

Die Saiblingsfilets mit einem scharfen Messer auf der Hautseite einige Male leicht einschneiden, salzen und mit Zitronensaft beträufeln. Alufolie auf ca. 20 x 10 cm zuschneiden, mit Öl bestreichen und pro Portion zwei Saiblingsfilets mit der Hautseite auf die Folie legen, die grob gehackten Kräuter auf den Filets verteilen, ebenso den Fischfond. Die Folie verschließen. Im vorgeheizten Backofen bei ca. 150° C ca. 6 Min. garen. Die Folie erst kurz vor dem Servieren öffnen. Die Kartoffeln schälen und im Dampf garen. In der Butter die Jungzwiebeln anschwitzen, die Kartoffeln dazugeben, salzen, kurz durchschwenken und mit den Saiblingsfilets anrichten.

Aus Apfelessig, Salz, Zucker, weißem Pfeffer und Kürbiskernöl eine Marinade herstellen, den Feldsalat marinieren und mit den Kürbiskernen bestreuen.

BULGUR-QUINOA-THUNFISCHPFANNE

Zutaten für 4 Portionen:

- 250 g Bulgur
- 1 Zwiebel
- ½ Knoblauchzehe
- 2 EL Rapsöl
- 1 Dose Thunfisch (natur)
- etwas Currypaste (rot)
- ½ Suppenwürfel
- etwas Sojasauce
- Salz
- 125 ml saure Sahne

Zubereitung:

In einem großen Topf viel Wasser (gesalzen) zum Kochen bringen und die Bulgurmischung 10 Min. darin kochen, dann abseihen. Klein geschnittene Zwiebeln und Knoblauch in Rapsöl anschwitzen, Thunfisch und restliche Zutaten außer saure Sahne dazugeben. Am Schluss saure Sahne unterrühren und den gekochten Bulgur unterheben.

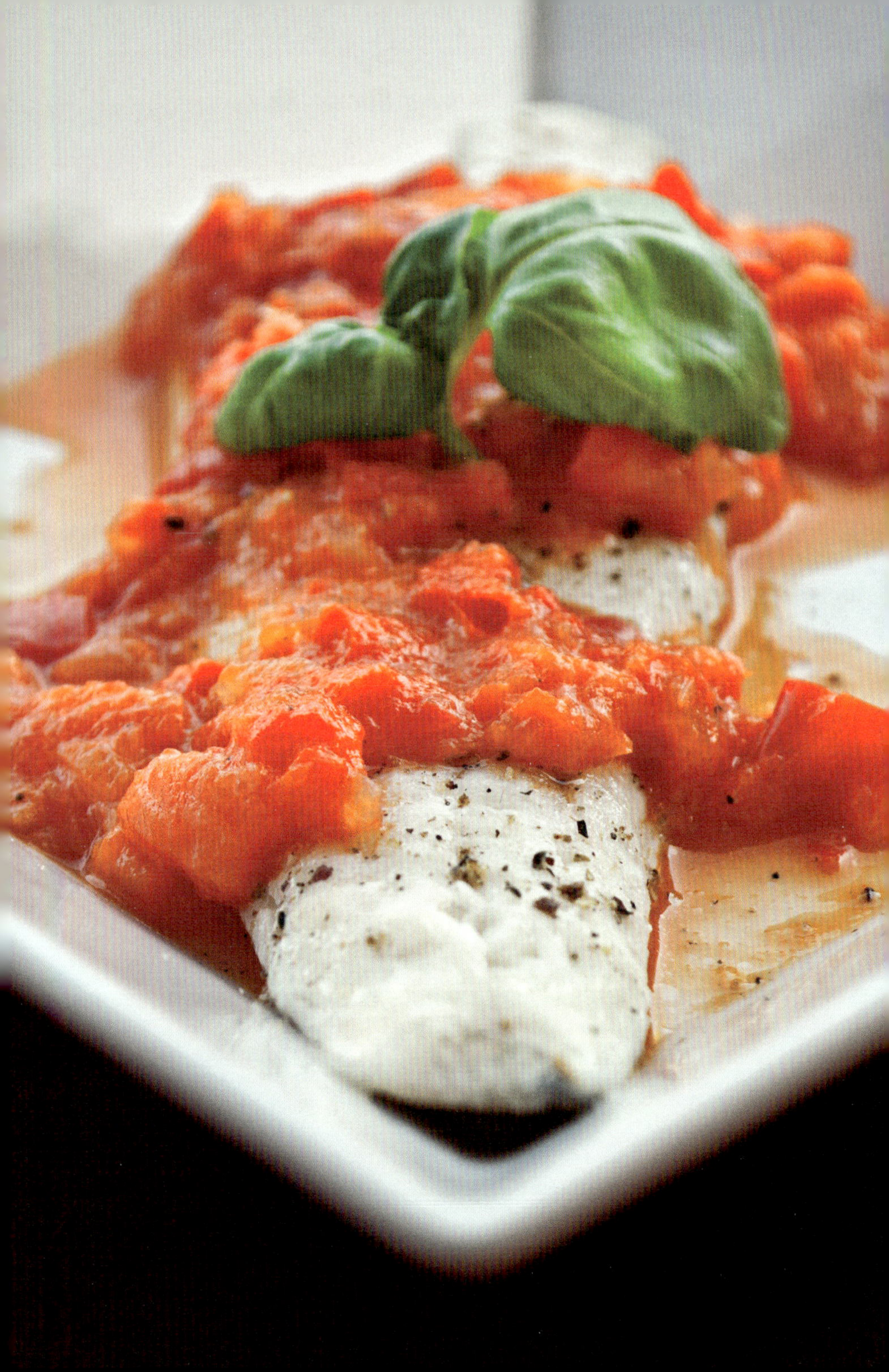

GEBRATENES ZANDERFILET MIT ROTER PAPRIKASAUCE

Zutaten für 4 Portionen:

- 600 g Zanderfilet (à 150 g)
- 500 g rote Paprika
- 100 g Zwiebeln (gehackt)
- Salz, Pfeffer (weiß)
- 4 EL Rapsöl

Zubereitung:

Zanderfilets mit Salz und Pfeffer würzen. Paprikawürfel und Zwiebeln in Öl anschwitzen, mit Wasser aufgießen und weich kochen, mit Salz und Pfeffer würzen und aufmixen. Öl erhitzen und den Zander kurz darin braten.

TIPP: Mit Hirse und Salat kombinieren.

LACHS AUF GEMÜSERISOTTO

Zutaten für 4 Portionen:

- 4 Lachsfilets (tiefgekühlt)
- 2 Zwiebeln
- 400 g gemischtes Gemüse (z. B. Brokkoli, Karotten, Blumenkohl/Karfiol)
- 2 grüne Paprika
- 12 Cocktail- oder Kirschtomaten
- 300 g Risottoreis
- 50 ml Weißwein
- ca. 800 ml Gemüsebrühe
- 4 EL Kräuter (frisch, gehackt)
- Salz, Pfeffer
- Zitronensaft
- 8 EL Rapsöl

Zubereitung:

Zwiebeln fein hacken und in 3 EL Rapsöl anschwitzen. Gemüse und Reis hinzugeben und glasig andünsten. Mit dem Weißwein ablöschen und mit etwas Brühe aufgießen. Ein Risotto sollte ständig gerührt werden und soll auf kleiner Flamme köcheln. Sobald der Reis die Brühe aufgenommen hat, die restliche Brühe in kleinen Portionen nachgießen. Insgesamt dauert der Vorgang ca. 20 Min. In der Zwischenzeit den Lachs trockentupfen, salzen, pfeffern und mit Zitronensaft beträufeln. Danach 3 EL Öl in eine Pfanne geben, die Lachsfilets bei guter Hitze rasch von allen Seiten anbraten und bei reduzierter Hitze für ca. 5 Min. durchgaren. Gleichzeitig werden auch die halbierten Tomaten und die in Streifen geschnittenen Paprika kurz in 2 EL Öl angebraten. Dem fertig gegarten Risotto die Kräuter unterrühren, mit den Paprika, den Tomaten und dem Lachsfilet servieren.

TIPP: Zusätzlich kann der Saft von einer Zitrone in die Aufgießflüssigkeit des Risottos gegeben werden.

GEMÜSEBEILAGEN

OFENGEMÜSE À LA MAROCAINE

Zutaten für 4 Portionen:

- 80 ml Olivenöl
- 2 TL Harissa (orientalische Würzpaste)
- 2 TL Tomatenmark
- 1 EL Honig
- 2 EL Zitronensaft (frisch gepresst)
- 1 TL Koriander (gemahlen)
- 2 TL Paprikapulver (edelsüß)
- 2 TL Rosmarin (gemahlen)
- 2 TL Oregano (getrocknet)
- 2 EL Sesamsamen
- 500 g Hokkaidokürbis (ungeputzt: ca. 650 g)
- 2 Paprika (rot oder gelb)
- 2 Zucchini (ca. 400 g)
- 1 große Aubergine (ca. 450 g)
- Salz

Zubereitung:

Den Backofen auf 200° C vorheizen. Für die Marinade Öl mit Harissa, Tomatenmark, Honig und Zitronensaft in einer großen Schüssel verrühren. Die Gewürze und die Sesamsamen unterrühren. Den Kürbis gründlich waschen und putzen, hässliche Hautstellen abschneiden. Paprika waschen, putzen und in Spalten schneiden. Zucchini und die Aubergine ebenfalls waschen und putzen. Kürbis und Aubergine grob würfeln, Zucchini in dicke Scheiben schneiden. Das Gemüse in die Marinade legen, gut untermischen und kräftig mit Salz abschmecken. Ein Backblech mit Backpapier belegen, das Gemüse darauf verteilen und im Backofen (mittlere Schiene; Umluft: 180° C) 20–25 Min. backen, bis alles gar ist.

FENCHELGEMÜSE

Zutaten für 4 Portionen:

- 600 g Fenchelknollen
- 50 ml Sahne
- 1 EL Butter
- 1 EL Vollkornmehl
- 400 ml Gemüsebrühe
- Petersilie

Zubereitung:

Fenchel putzen, halbieren und im Salzwasser weich kochen. Für die Sauce Mehl trocken anrösten (linden), bis es nussig schmeckt, dann abkühlen lassen. Mit Gemüsebrühe, Sahne und Butter aufkochen. Die fertige Sauce mit Salz abschmecken und mit dem Gemüse anrichten, dabei mit der gehackten Petersilie bestreuen.

TOMATEN-MANGO-GEMÜSE

Zutaten für 4 Portionen:

- 2 Mangos (reif)
- 2 Pkg. Kirschtomaten
- 2 Bund Basilikum
- 2 kleine Peperoncini
- 4 Schalotten
- 2 EL Olivenöl
- Pfeffer (grob, aus der Mühle)
- Salz

Zubereitung:
Mangos schälen, Kerne entfernen und in 0,5–1 cm große Würfel schneiden. Cocktailtomaten je nach Größe vierteln oder halbieren und entkernen. Schalotten fein hacken, Basilikumblätter in feine Streifchen schneiden. Schalotten und Mangowürfel 3–5 Min. in Olivenöl scharf anbraten, Hitze reduzieren, Tomaten und Basilikum dazugeben, mit grobem Pfeffer aus der Mühle würzen. Peperoncini dazugeben (ganz oder zerdrückt) und weitere 3 Min. dünsten, dann eventuell mit etwas Salz abschmecken.

TIPP: Je nach Belieben passt etwas gemahlener Sternanis und/oder geriebene Ingwerwurzel dazu.

BLUMENKOHL-BROKKOLI-SALAT

Zutaten für 4 Portionen:

- 200 g Blumenkohl/Karfiol
- 100 g Brokkoli
- 1 rote Paprika
- Olivenöl
- Saft von 1 Zitrone (frisch gepresst)
- 1 Knoblauchzehe (geschält, zerdrückt)
- 1 EL Balsamicoessig
- 1 TL Dijonsenf
- 1 Prise Pfeffer
- 1 EL Petersilie

Zubereitung:
Wasser in einem großen Topf zum Kochen bringen, Blumenkohlröschen 2 Min. darin kochen. Brokkoliröschen zufügen, weitere 3 Min. kochen. Unter kaltem Wasser abspülen, abtropfen lassen. Dann in eine Salatschüssel geben und in Streifen geschnittenen Paprika hinzufügen. Alles gut miteinander vermengen. Olivenöl, Zitronensaft, Knoblauch, Balsamicoessig, Senf und Pfeffer in einer kleinen Schüssel verrühren. Marinade über den Salat gießen, alles gut vermischen und mit gehackter Petersilie bestreuen.

APFEL-ROTKRAUT

Zutaten für 4 Portionen:

- 1 Kopf Rotkraut
- 1 Zwiebel
- 2 Äpfel
- 2 EL Rapsöl
- 1 Lorbeerblatt
- Gewürznelken
- 1 gestrichener TL Salz

Zubereitung:

Kraut fein hobeln, Zwiebel schälen und fein hacken. Äpfel entkernen und würfeln. Zwiebel in Öl anschwitzen, Rotkraut zugeben und ca. 5 Min. unter Rühren dünsten. Äpfel und Gewürze beigeben, nach Bedarf mit Wasser aufgießen und zugedeckt ca. 20 Min. garen.

KICHERERBSENSALAT

Zutaten für 4 Portionen:

- 800 g Kichererbsen (aus der Dose)
- 4 Tomaten
- 1 grüne Paprika
- 1 gelbe Paprika
- 400 g Gurke
- Essig
- 2 EL Olivenöl
- Salz, Pfeffer, Kräuter

Zubereitung:

Gemüse waschen und putzen. Tomaten, Paprika und Gurke in kleine Würfel schneiden und in eine Schüssel geben. Kichererbsen dazumischen und mit Essig, Öl, Salz, Pfeffer und Kräutern marinieren.

TIPP: Wenn mehr Zeit zur Verfügung steht, können getrocknete Kichererbsen über Nacht in Wasser eingeweicht und am nächsten Tag mit frischem Wasser ca. 30–40 Min. gekocht werden.

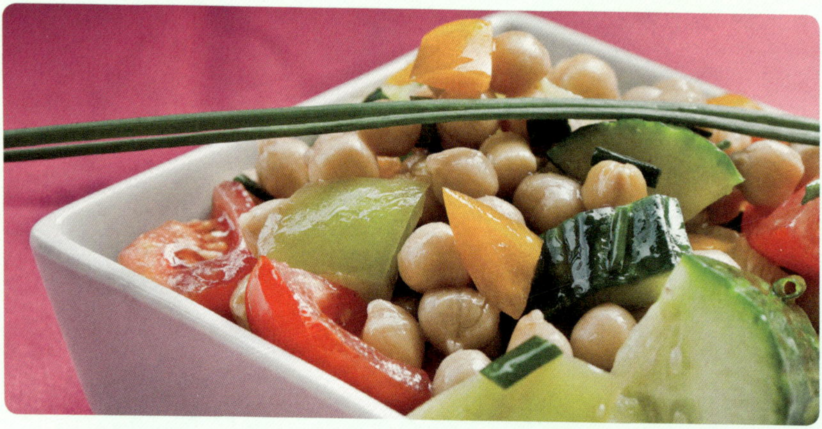

AUFSTRICHE

HUMMUS

Zutaten für 4 Portionen:

- 600 g Kichererbsen (getrocknet)
- Saft von 3 Zitronen
- 6 Knoblauchzehen
- 2 Bund Petersilie
- 300 g Tahini (Sesampaste)
- 1 Prise Kreuzkümmel
- 12 EL Olivenöl
- Salz

Zubereitung:
Kichererbsen mit kaltem Wasser bedecken und über Nacht einweichen. Danach gut abtropfen lassen. Frisches Wasser erhitzen, Kichererbsen zugeben und zum Kochen bringen. Ca. 45 Min. weich garen, abgießen und abkühlen lassen. Kichererbsen zwischen Daumen und Zeigefinger enthäuten und gemeinsam mit Zitronensaft in der Küchenmaschine pürieren. Fein gehackten Knoblauch, Tahini und Kreuzkümmel einrühren und mit etwas Wasser zu einem geschmeidigen Püree rühren. Mit Salz abschmecken, gehackte Petersilie unterrühren und Hummus in einer Schüssel anrichten. Olivenöl darüber träufeln und servieren.

TIPP: Für die schnelle Küche können auch Kichererbsen aus der Konserve (800–1000 g) verwendet werden.

GRÜNKERN-RADIESCHEN-AUFSTRICH

Zutaten für 4 Portionen:

- 125 ml Gemüsebrühe
- 60 g Grünkernschrot
- 50 g Butter
- 1 Zwiebel
- 6 Radieschen
- 1 Knoblauchzehe
- 2 EL Petersilie
- Schnittlauch
- 1 EL Zitronensaft
- Salz, Pfeffer, Muskat

Zubereitung:
Gemüsebrühe aufkochen lassen und dann Grünkernschrot einrühren. Herd auf kleine Stufe zurückschalten und den Schrot mit geschlossenem Deckel ausdünsten lassen, bis ein dicker Brei entsteht.
Grünkernbrei auskühlen lassen. Zwiebel, geriebene Radieschen, Petersilie und Schnittlauch fein schneiden. Butter flaumig rühren. Ausgekühlten Grünkernbrei und alle anderen Zutaten hinzufügen und pikant abschmecken.

ZUCCHINI-BASILIKUM-AUFSTRICH

Zutaten für 4 Portionen:

- 400 g junge Zucchini
- 3 Knoblauchzehen
- 1 Chilischote (getrocknet)
- 6 EL Olivenöl
- 2 Bund Basilikum
- 2 TL Zitronensaft
- Salz, Pfeffer (frisch gemahlen)

Zubereitung:

Die Zucchini waschen, putzen und würfeln. Den Knoblauch schälen und fein hacken. Die Chilischote zerkrümeln. In einem Topf 2 EL Öl erhitzen. Zucchini mit Knoblauch und Chili darin anbraten, dann zugedeckt bei schwacher Hitze in 15 Min. weich schmoren. Inzwischen die Basilikumblättchen von den Stängeln zupfen. Ein paar Blättchen in Streifen schneiden und beiseitelegen, Rest grob hacken.

Die Zucchini etwas abkühlen lassen, dann mit dem gehackten Basilikum und dem übrigen Öl mit dem Pürierstab fein pürieren. Mit Zitronensaft, Salz und Pfeffer abschmecken, die Basilikumstreifen unterheben.

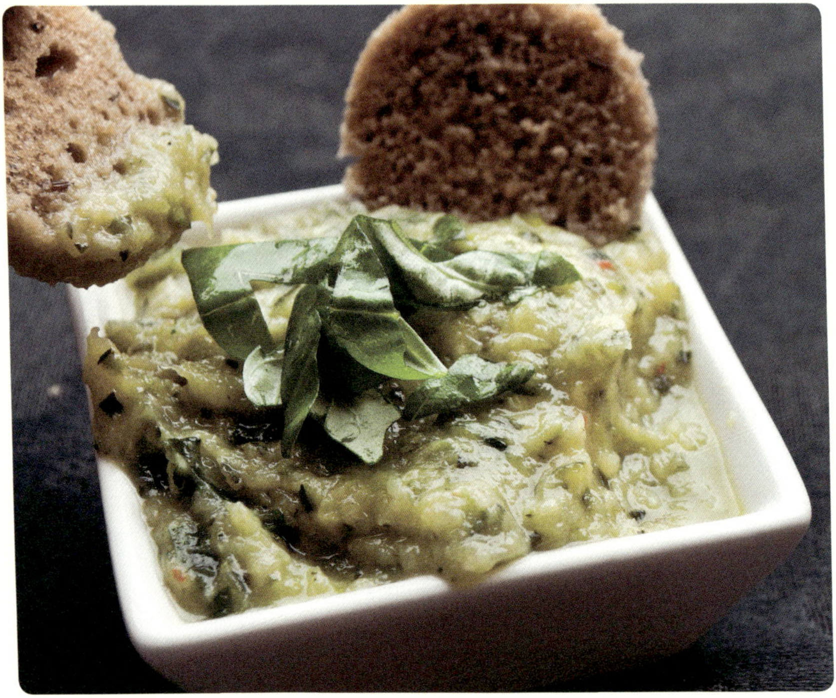

PREISELBEER-WALNUSS-CHUTNEY

Zutaten für 4–6 Portionen:

- 125 g Preiselbeeren (Cranberrys, getrocknet)
- 150 ml Preiselbeersaft
- 200 g Zwiebeln
- 1 EL Öl
- 1 Msp. Safran
- 4 EL Weißweinessig
- 3 EL Gelierzucker (3 : 1)
- Salz, Pfeffer (aus der Mühle)
- 100 g Walnüsse

Zubereitung:

Preiselbeeren mit Saft bei kleiner Hitze zum Kochen bringen. Zwiebeln schälen und grob aufschneiden. In heißem Öl ca. 5 Min. dünsten. Preiselbeeren samt Saft zusammen mit Safran, Essig und Gelierzucker zufügen. 6–8 Min. unter Rühren offen kochen, salzen und pfeffern. Walnüsse grob hacken, ohne Fett rösten und unterrühren. Das Chutney abkühlen lassen.

JOHANNISBEER-CHUTNEY

Zutaten für 4–6 Portionen:

- 150 g Johannisbeeren/Ribisel
- 1 Zwiebel
- 350 ml Apfelessig
- 250 g Äpfel (säuerlich)
- 100 ml Apfelsaft
- Saft von ½ Zitrone
- 250 g Zucker
- 1 kleine Stange Zimt
- 1 TL Paprikapulver

Zubereitung:

Johannisbeeren putzen und waschen. Zwiebel schälen und hacken. Äpfel schälen, entkernen, in kleine Würfel schneiden und sofort mit Zitronensaft beträufeln. Johannisbeeren mit Zwiebeln, Apfelsaft und Zucker vermengen und bei mäßiger Hitze zum Kochen bringen. Essig und Gewürze hinzufügen und weitere 45 Min. unter ständigem Rühren kochen, bis eine püreeartige Konsistenz erreicht ist. Abkühlen lassen.

TIPP: Chutneys passen gut zu kurz gebratenem Fleisch (besonders Wild), Fisch oder kaltem Braten.

MANGO-CHUTNEY

Zutaten für 4–6 Portionen:

- 2 Mangos (reif)
- 50 g Aprikosen
- 50 g Datteln
- 1 kleine rote Zwiebel
- 1 Chilischote
- 1 Knoblauchzehe
- 1 cm Ingwerwurzel
- 50 g Zucker
- 75 ml Apfelessig
- ½ TL Zimt
- ½ TL Koriander
- 1 Prise Kardamom
- ½ TL Salz

Zubereitung:
Mangos und Zwiebel schälen und fein würfeln. Aprikosen und Datteln fein würfeln. Chilischote längs aufschneiden, von den Kernen befreien und fein würfeln. Knoblauch pressen, Ingwer schälen und fein würfeln. Zwiebelwürfel, Chili, Knoblauch, Ingwer und Zucker in einem Topf bei mittlerer Hitze erwärmen, bis der Zucker geschmolzen ist. Mit Apfelessig ablöschen. Mangowürfel, Trockenfrüchte und Gewürze zugeben, einmal aufkochen lassen. Bei geringer Hitze ca. 1 Std. köcheln lassen. Zwischendurch umrühren.

FEIGEN-DATTEL-CHUTNEY

Zutaten für 4–6 Portionen:

- 200 g Datteln (mit Stein)
- 7 Feigen
- 2 Zwiebeln
- 1 flacher TL Salz
- 1 TL Ingwerpulver
- 1 Msp. Nelkenpulver
- ½–1 TL Chilipulver
- 200 g Vollrohrzucker
- 500 ml Balsamicoessig
- 1 Orange (unbehandelt; Saft und abgeriebene Schale)

Zubereitung:
Datteln entkernen, Feigen und Datteln grob hacken. Zwiebeln würfeln. Alle Zutaten in einen Topf geben und unter Rühren aufkochen lassen, bis sich der Zucker auflöst und das Chutney eine breiige Konsistenz hat. Dabei oft umrühren, damit es nicht anbrennt.

TIPP: Chutneys können direkt nach der Zubereitung in heiße, sterilisierte Gläser gefüllt werden, dann sofort verschließen. Nach dem Öffnen im Kühlschrank aufbewahren und bald verzehren.

BASILIKUMPESTO

Zutaten für 4 Portionen:

- 100 ml Olivenöl
- 2 Pkg. Basilikum (tiefgekühlt) oder 1 Topf frisches Basilikum
- 1 große Knoblauchzehe
- 80 g Pinienkerne
- Salz, schwarzer Pfeffer (gemahlen)

Zubereitung:

Alle Zutaten im Mixer der Reihe nach zerkleinern und über die noch heißen Nudeln geben bzw. damit vermischen.

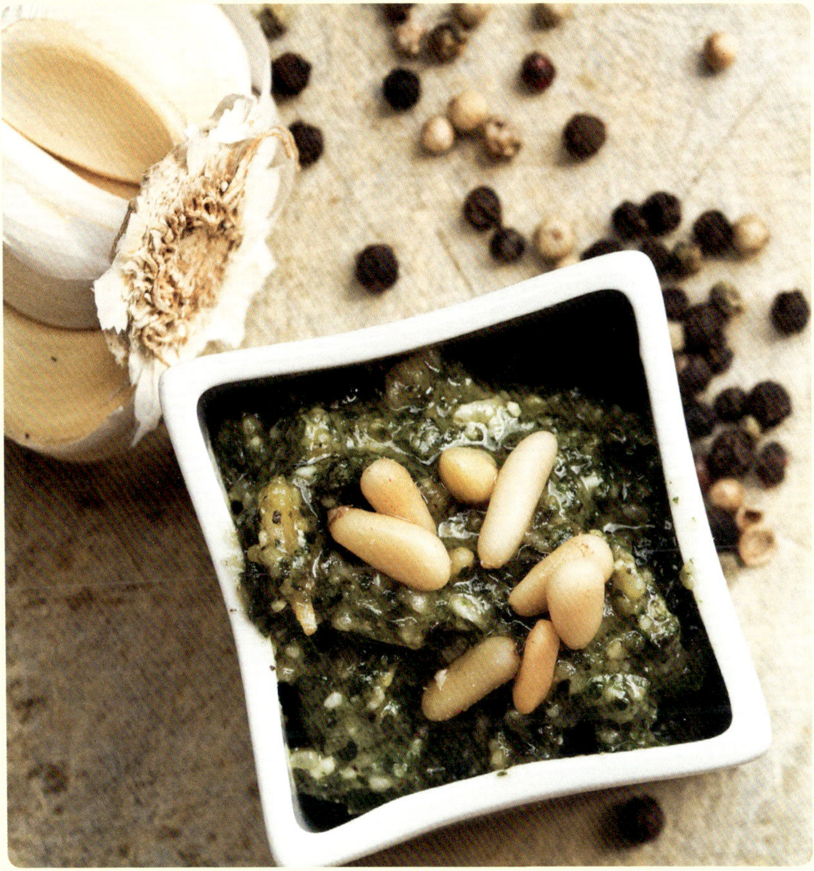

CASHEWKERN-DIP

Zutaten für 4–6 Portionen:

- 100 g Cashewkerne
- 100 ml Kokosmilch
- 1 EL Honig
- ½ TL rote Currypaste
- 1 TL Limettensaft
- 1 EL Rucola (gehackt)
- Salz, Pfeffer

Zubereitung:

Alle Zutaten in einen Mixer geben und zu einer sämigen Sauce pürieren.

TIPP: Einfach Rohkost zum Dippen verwenden – und schon ist die Kombination mit Vitamin C perfekt.

PESTO ROSSO

Zutaten für 4–6 Portionen:

- 120 g Tomatenstücke (aus der Dose, abgetropft)
- 180 Tomaten (getrocknet)
- 5 EL Tomatenmark
- 40 g Parmesan (gerieben)
- 50 g Mandeln (gemahlen)
- 150 ml Olivenöl
- Meersalz, Pfeffer
- Cayennepfeffer

Zubereitung:

Alle Zutaten in ein hohes Gefäß geben und mit einem Stabmixer zu einer geschmeidigen Paste pürieren. Falls das Pesto zu dick ist, noch etwas Olivenöl hinzufügen.

PETERSILIENPESTO

Zutaten für 4 Portionen:

- 2 Bund Petersilie
- 4 Knoblauchzehen
- 20 g Sonnenblumenkerne
- 30 g Parmesan oder Pecorino
- ½ TL Meersalz
- 1 Msp. schwarzer Pfeffer
- 125 ml Olivenöl

Zubereitung:

Petersilie waschen, trockenschütteln und grobe Stiele entfernen. Knoblauchzehen schälen. Petersilie, Knoblauch, Sonnenblumenkerne, Käse, Salz und Pfeffer im Mixer oder mit dem Pürierstab zu einer cremigen Masse verarbeiten. Dabei langsam das Olivenöl zugeben.

KORIANDERPESTO

Zutaten für 6 Portionen:

- 30 g Cashewkerne
- 1 Knoblauchzehe
- 30 g Ingwerwurzel (frisch)
- 2 Bund Koriandergrün
- 1 Bund glatte Petersilie
- 1 Pfefferschote
- 150 ml Öl
- 1 EL Zitronensaft
- Salz, Pfeffer

Zubereitung:

Cashewkerne hacken, in einer trockenen Pfanne rösten. Knoblauch schälen und durchpressen. Ingwer schälen, sehr fein reiben. Koriander und Petersilie hacken. Pfefferschote putzen, grob zerschneiden. Cashews, Knoblauch, Ingwer, Koriander, Petersilie und Pfefferschote mit dem Öl in einem schmalen, hohen Behälter mit einem Pürierstab gut durchmixen. Salzen und pfeffern.

TIPP: Pesto zu Vollkornpasta und einem großen Salat servieren.

MANDEL- ODER SESAMDRESSING FÜR BLATTSALATE

Zutaten für 4 Portionen:

- 2 EL Mandelmus oder Tahini (Sesampaste)
- 4 EL Zitronensaft
- 8 EL Wasser
- ½ TL Zitronenschale
- 1 Knoblauchzehe
- 1 TL Sonnenblumenöl
- 1 TL Balsamicoessig
- 1 Prise Salz
- etwas Pfeffer, evtl. Schnittlauch

Zubereitung:

Mandelmus mit Zitronensaft und Wasser glatt rühren. Zitronenschale, zerdrückten Knoblauch, Sonnenblumenöl und Balsamicoessig zugeben. Mit Salz und Pfeffer abschmecken. Je nach Geschmack Schnittlauch zufügen.

TIPP: Mit Mandelmus schmeckt das Dressing mild und nussig, mit Tahini würzig-fein.

MANGO-MINZ-DRESSING

Zutaten für 4 Portionen:

1 Mango (reif)
1 Orange (unbehandelt)
1 Limette
3 EL weißer Balsamicoessig
4 EL Olivenöl (mild)
10 Blätter Minze (frisch)
Salz, Pfeffer
Zucker

Zubereitung:

Schale der Orange abreiben und die Orange entsaften, die Limette ebenfalls. Den Saft mit Essig und Öl sowie dem Orangenabrieb mischen. Die Minzblätter klein hacken und zufügen. Mit Salz, Pfeffer und Zucker abschmecken. Mango schälen, in Würfel schneiden (ca. 1 cm groß) und zum Dressing hinzufügen.

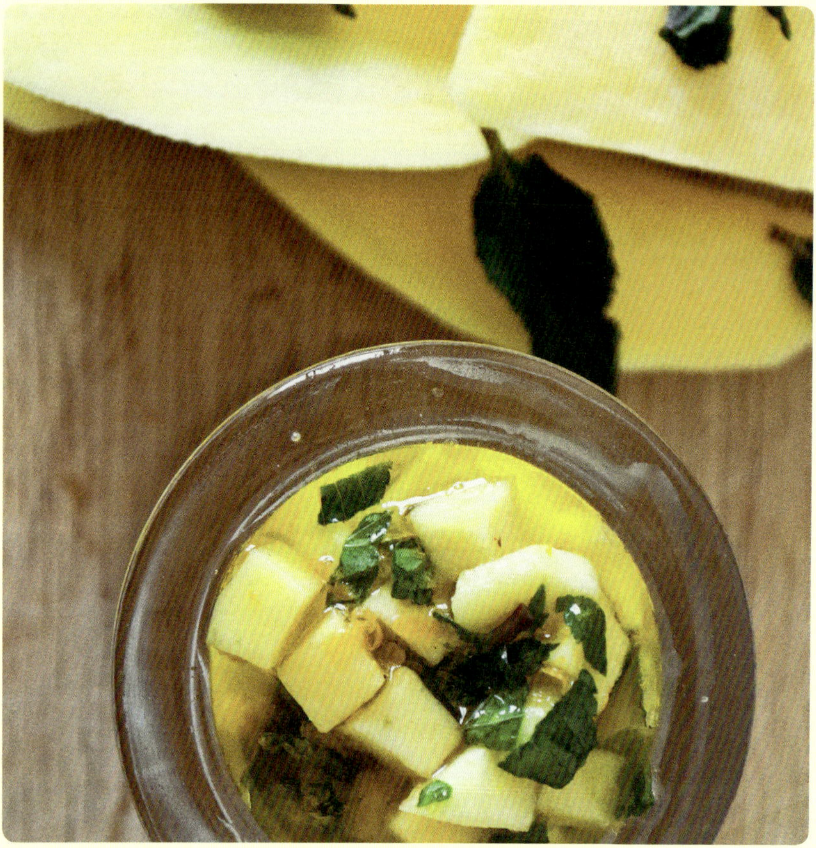

EINGELEGTES

EINGELEGTER KÜRBIS

Zutaten:

- 1½ kg Kürbis (Butternut oder Ähnliches)
- 450 ml Essig
- 550 ml Wasser
- 300 ml Apfelsaft
- 10 Wacholderbeeren
- 1 TL Senfkörner
- 1 Stange Zimt
- 5 Gewürznelken
- 4 Körner Piment
- 1 TL Salz
- 4 Blätter Salbei
- 6 Pfefferkörner
- 1 Lorbeerblatt
- 60 g Zucker (braun)
- 2 EL Honig
- Kandiszucker

Zubereitung:

Die Wacholderbeeren, Nelken, Pimentkörner, Senfkörner und Pfefferkörner im Mörser leicht zerstoßen. Die zerstoßenen Gewürze mit der Zimtstange, Salz, Salbeiblättern, Zucker und Honig in einen großen Topf geben. Essig, Wasser und Apfelsaft zufügen und erhitzen. Den geschnittenen Kürbis zufügen und 30–45 Min. köcheln lassen. Die Einmachgläser heiß auswaschen und ein paar Brocken Kandis hineingeben. Die Mischung heiß in die Einmachgläser füllen.

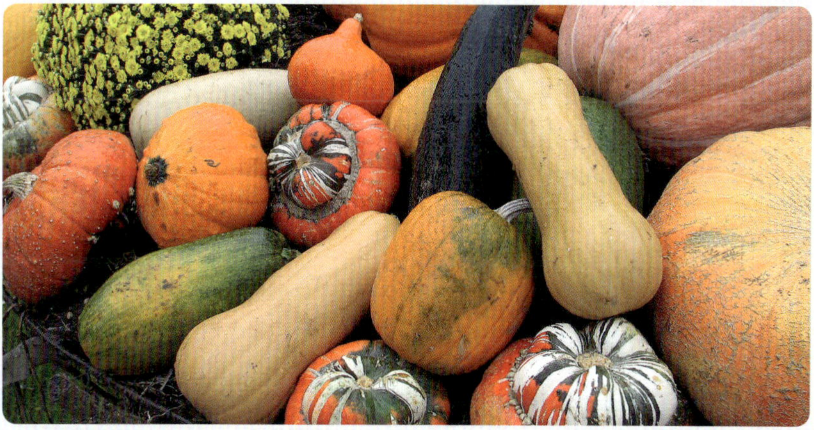

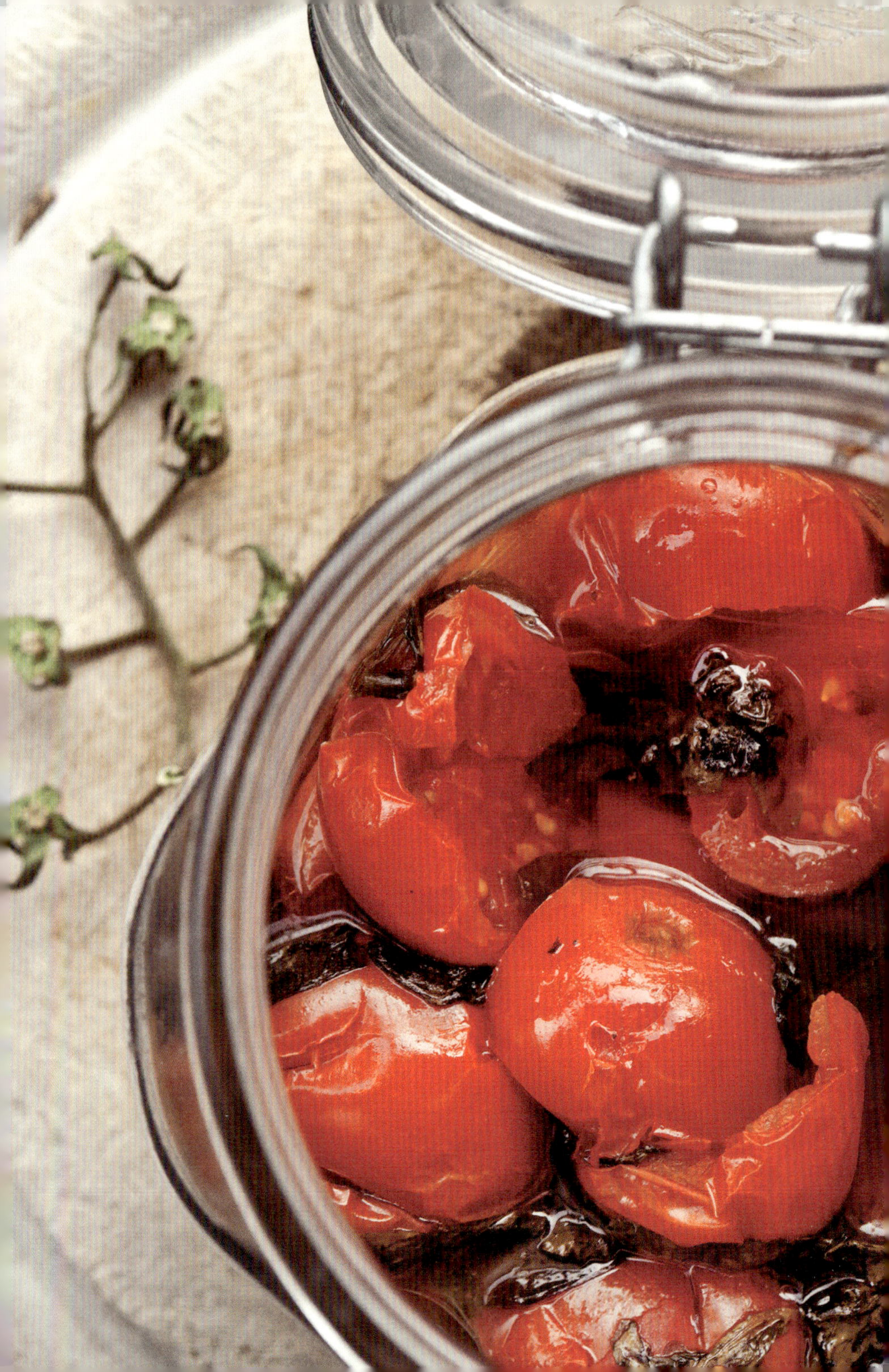

EINGELEGTE KIRSCHTOMATEN

Zutaten:

- 1 kg Kirschtomaten
- 1 TL Salz (pro 1-Liter-Glas)
- 1 TL Zucker (pro 1-Liter-Glas)
- Basilikum (frisch)
- 5 Knoblauchzehen (pro 1-Liter-Glas)

Zubereitung:

Jede Tomate mit einem Holzspießchen einstechen. Die Tomaten in saubere, trockene Gläser füllen und Salz und Zucker dazugeben. Die Gläser bis 2 cm unter den Rand füllen, Basilikum und Knoblauchzehen zwischen die Tomaten stecken. Die Deckel auf die Gläser legen, aber nicht befestigen. Die Gläser auf ein mit Backpapier ausgelegtes Backblech stellen und bei 120° C in den Backofen schieben. Nach ca. 45 Min., wenn die Flüssigkeit köchelt, die Gläser aus dem Ofen nehmen und verschließen.

EINGELEGTE PFIFFERLINGE

Zutaten:

- 1 kg Pfifferlinge/ Eierschwammerl (oder z. B. Champignons, Austernpilze)
- Salz (für Kochwasser)
- Öl (zum Begießen bzw. Auffüllen)
- 750 ml Wasser
- 250 ml Weißweinessig (6 %)
- 2–3 Knoblauchzehen
- 1 TL Wacholderbeeren
- 2–3 Lorbeerblätter
- 40 g Salz
- 10 g Zucker
- 100 g Zwiebeln
- 1 Zweig Rosmarin
- 1 Zweig Thymian

Zubereitung:

Pilze putzen, große Stücke teilen und in leicht gesalzenem Wasser je nach gewünschter Festigkeit 5–10 Min. kochen. Abseihen und in Gläser füllen. Für die Marinade alle Zutaten aufkochen. Pilze mit heißer Marinade auffüllen, mit Öl bedecken bzw. randvoll füllen und Gläser verschließen.

TIPP: Eingelegtes sollte kühl und dunkel, bevorzugt mit dem Deckel nach unten, gelagert werden. So sind die eingelegten Pilze bis zu einem halben Jahr haltbar und können gekühlt zum Abendbrot oder zu einer kalten Mahlzeit verzehrt werden.

NUSSIGER GRIESSSCHMARREN MIT ÄPFELN

Zutaten für 4 Portionen:

- 300 ml Mandelmilch
- 150 ml Wasser
- 1 Prise Salz
- 300 g Dinkelvollgrieß
- 2 TL Vanillezucker
- 4 Äpfel
- 1 EL Butter
- 4 EL Haselnüsse (fein gehackt)
- evtl. etwas Honig

Zubereitung:
Milch und Wasser mit Salz aufkochen lassen, Grieß einrühren, mit Vanillezucker abschmecken und ziehen lassen, bis die Flüssigkeit aufgesaugt ist. Äpfel waschen, schälen, das Kerngehäuse entfernen und in dünne Scheiben schneiden. Anschließend in einer beschichteten Pfanne Butter schmelzen lassen und Äpfel und Haselnüsse darin andünsten. Den Grieß dazugeben und alles kurz schwenken. Eventuell mit Honig leicht süßen und heiß servieren.

SÜSSER HIRSEAUFLAUF

Zutaten für 4 Portionen:

- 2 Tassen Hirse
- 2 Tassen Wasser
- 3 Tassen Mandelmilch
- 1 EL Butter
- 50 g Feigen (getrocknet)
- 50 g Haselnüsse
- Saft von 1 kleinen Zitrone
- 1 Prise Kardamom
- 1 Prise Zimt
- 1 Prise Vanillemark
- 2 Eiklar
- 1 Prise Salz

Zubereitung:
Hirse mit Wasser und Milch aufkochen, 15 Min. quellen lassen, restliche Zutaten untermischen. Eiklar mit einer Prise Salz schnittfest schlagen und ebenfalls mit einem Schneebesen unterheben. Die Masse in eine ausgefettete Auflaufform geben und im Backrohr bei 180° C 25 Min. backen.

TIPP: Anstelle der Feigen können auch getrocknete Aprikosen verwendet werden. Dazu passt Kompott.

KIWI-KOKOS-CREME AUF EIS

Zutaten für 2–4 Portionen:

- 5 Kiwis
- 1 Limette
- 2 TL Puderzucker
- ⅛ l Kokosmilch
- ⅛ l Rum (weiß)
- Eis (zerstoßen)

Zubereitung:
Kiwis und Limette schälen, in Würfel schneiden und pürieren. Puderzucker, Kokosmilch und Rum dazugeben, mixen und auf das in 4 Gläser verteilte Eis geben.

FRUCHTIGE MANGO-MOHN-KLÖSSE

Zutaten für 4 Portionen:

- 1 Pkg. Puddingpulver (Vanillegeschmack)
- 400 ml Mangosaft
- 1 EL Zucker
- 60 g Mohn
- 200 g Mango
- Zitronenmelisse
- etwas Puderzucker

Zubereitung:
Den Pudding nach Anleitung kochen, mit hinzugefügtem Mangosaft und Zucker. 1 EL Mohn zur Seite geben, den Rest unter den Pudding rühren. In eine Schüssel füllen und kalt werden lassen. Den Mango-Mohn-Pudding mit Esslöffeln in großen Nocken (Klößen) auf Desserttellern platzieren. Mit der frischen Mango und Zitronenmelisse anrichten. Den Rest Mohn mit Puderzucker vermischen und den Tellerrand damit bestreuen.

KIWI-ERDBEER-SALAT

Zutaten für 4 Portionen:

- 400 g große Erdbeeren
- 4 Kiwis
- 2 EL Zitronensaft
- 2 EL Honig
- 1 TL Vanillezucker
- 1 Prise Zimt
- 2 EL Orangensaft
- 2 EL Mandelblättchen

Zubereitung:
Die Erdbeeren waschen, trockentupfen und Stielansätze entfernen. Die Kiwis dünn schälen. Beides in ½ cm dicke Scheiben schneiden. Den Zitronensaft mit Honig, Vanillezucker, Zimt und Orangensaft in einem Schälchen glatt rühren. Die Früchte dachziegelartig auf 4 Tellern anrichten, den angerührten Orangensirup gleichmäßig darüberträufeln. Den Fruchtsalat ca. 1 Std. im Kühlschrank durchziehen lassen. Eine große Pfanne erhitzen und die Mandeln darin ohne Fett unter Rühren goldbraun rösten. Die Mandelblättchen gleichmäßig über die Früchte streuen.

MOHNNUDELN

Zutaten für 3 Portionen:

- 300 g Kartoffeln (gekocht, kalt)
- 1 Ei
- 50 g Roggenmehl
- 50 g Weizenmehl
- 50 g Grieß
- 30 g Butter
- 1 Prise Salz
- 50 g Butter
- 100 g Mohn (fein gemahlen)
- 40 g Puderzucker

Zubereitung:

Die geschälten Kartoffeln durch die Presse drücken oder mit einer Gabel fein zerdrücken, mit Mehl, Grieß, Ei, Salz und Butter gut verkneten. Auf bemehlter Arbeitsfläche den Teig portionsweise zu 2 cm dicken Rollen formen, davon ca. 1,5 cm breite Stückchen abschneiden, mit bemehlten Handinnenflächen diese Stückchen rollen und auf einem mit Mehl bestäubten großen Teller oder einer Platte platzieren. In einem großen Topf Wasser aufkochen, Nudeln hineingeben (da wahrscheinlich nicht alle Nudeln auf einmal in den Topf passen, in zwei Etappen kochen). Hitze etwas zurückschalten und ca. 10 Min. köcheln lassen, dann in ein Sieb füllen und abtropfen lassen. In einer großen, beschichteten Pfanne die Butter erhitzen, den Mohn einrühren, den Zucker dazugeben, dann die Nudeln hinzufügen; abschließend alles gut durchmischen.

TIPP: Anstelle von Mohn können auch gemahlene Nüsse verwendet werden. Dazu jedenfalls eine große Portion Obstmus mit einem Spritzer Zitronen-/Limetten- oder Sanddornsaft servieren.

VOLLKORN-APFEL-FLECKERL

Zutaten für 4 Portionen:

- 500 g Äpfel
- 1 Prise Zimt
- Saft von ½ Zitrone
- 1 EL Butter
- 50 g Semmelbrösel
- 50 g Haselnüsse (gerieben)
- 130 g Nudeln/Fleckerln (Vollkorn)
- Puderzucker

Zubereitung:

Äpfel fein raspeln, mit Zimt und Zitronensaft vermengen. Butter zerlassen und mit Bröseln und Nüssen im Backofen leicht bräunen. Gekochte Nudeln, Äpfel und Brösel-Nuss-Masse vermengen, in eine gefettete Auflaufform füllen und im vorgeheizten Backofen bei 180° C ca. 5 Min. erhitzen. Anschließend mit etwas Puderzucker bestreuen.

GRATINIERTE JOHANNISBEEREN

Zutaten für 4 Portionen:

- 2 Eiklar
- 4 EL Puderzucker
- 50 g Butter
- 50 g Mehl
- 25 g Marzipan-Rohmasse
- 500 g Johannisbeeren/ Ribisel

Zubereitung:

Das Eiweiß mit dem gesiebten Staubzucker langsam schneller werdend schnittfest schlagen. Marzipan mit Butter cremig rühren. Das Mehl unter den Eischnee ziehen und dann die Marzipanbutter untermischen. Die Ribiseln waschen, abtropfen lassen und von den Stielen streifen. Die Beeren auf vier ofenfeste Schalen verteilen, mit dem Teig überziehen und im vorgeheizten Backofen bei 250° C ca. 4–5 Min. überbacken. Aus dem Ofen nehmen und sofort servieren.

PISTAZIENBAISER

Zutaten für 20 Stück:

- 50 g Pistazien
- 2 Eiweiß
- 1 Prise Salz
- 2 EL Zucker
- 1 TL Limettensaft
- 1 EL Kokosraspeln

Zubereitung:

Backofen auf 100° C vorheizen. Pistazien fein hacken. Eiweiß mit Salz und Zucker über dem heißen Wasserbad steif schlagen, bis die Masse glänzt. Limettensaft, Pistazien und Kokosraspeln unterziehen.

Mit zwei Teelöffeln kleine Häufchen auf das mit Backpapier ausgelegte Blech setzen. Im vorgeheizten Backofen (mittlere Schiene, Umluft: 80° C) 20 Min. backen. Die Plätzchen im ausgeschalteten Backofen 3 Std. trocknen lassen.

AMARANTH-POPKEKSE

Zutaten:

- ⅔ Tasse Amaranth (gepufft)
- ½ Tasse Puderzucker
- 1 Tasse Kokosraspeln
- 3 Eiweiß
- 3 TL Honig

Zubereitung:

Gepufften Amaranth, Zucker und Kokosraspeln vermischen. Eiweiß zu Schnee schlagen und während des Schlagens den Honig dazugeben. Den Schnee mit den übrigen Zutaten vermischen. Mit einem Teelöffel kleine Häufchen auf dem befetteten Backblech platzieren und im vorgeheizten Backofen bei ca. 175° C 15 Min. hellbraun backen.

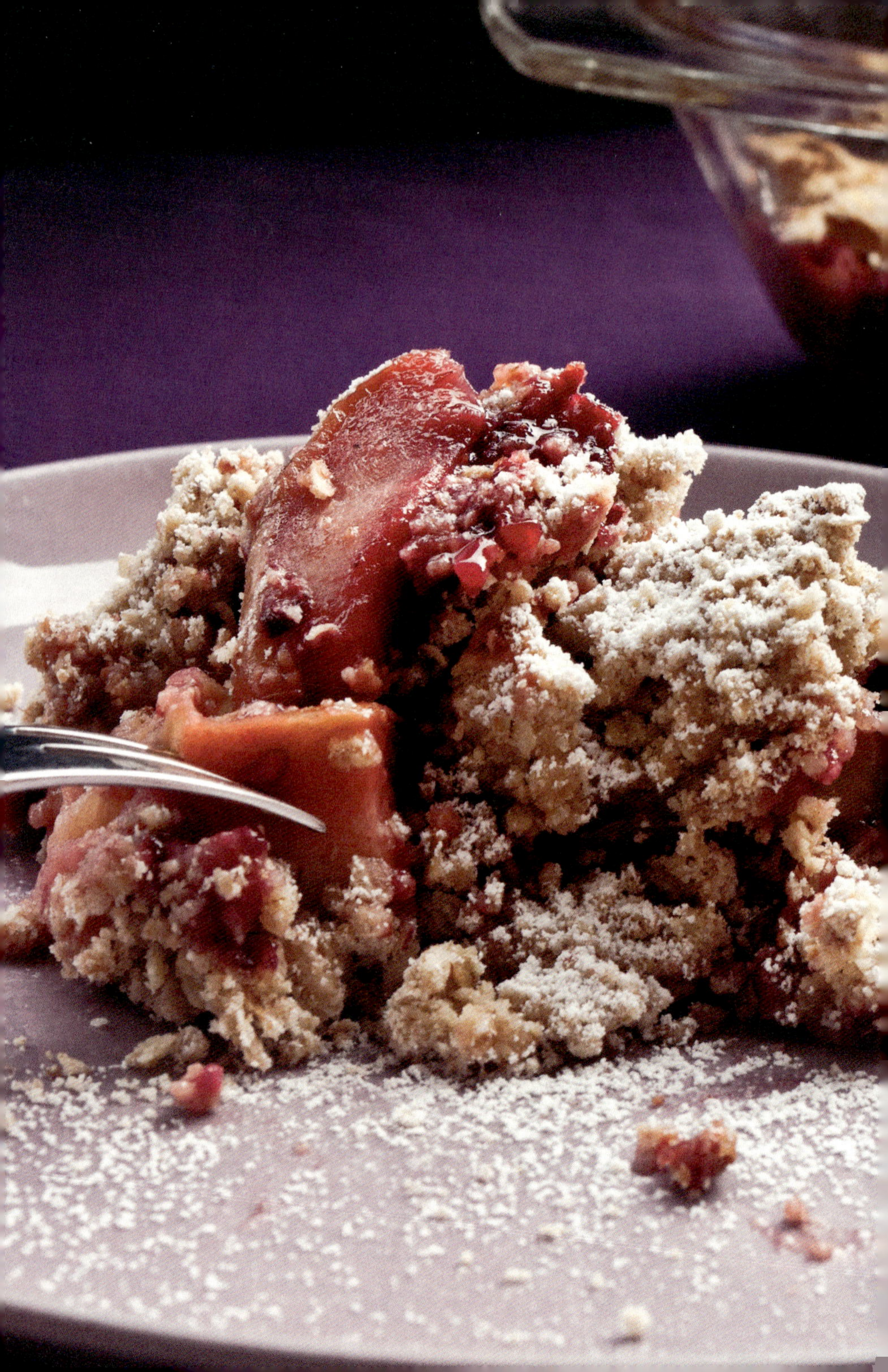

BROMBEER-APFEL-CRUMBLE

Zutaten für 6 Portionen:

- 60 g Dinkelmehl
- 60 g Weizenvollkornmehl
- 50 g Haferflocken
- 100 g Butter sowie 1 EL für die Früchte
- 50 g Zucker sowie 2 EL für die Früchte
- 250 g Brombeeren (frisch oder tiefgekühlt)
- 200 g Äpfel

Zubereitung:

Mehl, Haferflocken und Butter im Mixer oder mit den Fingern in einer Rührschüssel vermischen (die Masse wird nicht glatt, sondern sieht wie Streusel aus). Sobald diese Konsistenz erreicht ist, den Zucker untermischen. Brombeeren und Äpfel in eine Auflaufform geben, zusätzliche Butter in Flöckchen daraufsetzen und den restlichen Zucker darüberstreuen. Das Obst mit der Streuselmasse bedecken und im Ofen ca. ½ Std. bei 200° C backen. Das Obst sollte aufkochen und der Streuselbelag schön goldbraun werden.

TIPP: Das Gericht schmeckt auch mit Heidelbeeren und Aprikosen köstlich.

ZITRONEN-BASILIKUM-SORBET

Zutaten für 6 Portionen:

- 3 Zitronen
- 100 g Zucker
- 1 Bund Basilikum (ca. 6–8 Stängel)
- 400 g Zitronensorbet (aus dem Tiefkühlregal)
- gestoßenes Eis zum Servieren (nach Belieben)

Zubereitung:

Die Zitronen heiß abwaschen, abtrocknen und halbieren. Den Saft auspressen. Die Zitronenhälften mit einem Löffel ausschaben und ins Tiefkühlfach legen. Den Zitronensaft mit 50 ml Wasser und Zucker aufkochen. Zitronensirup im Kühlschrank abkühlen lassen. Basilikum waschen und trockenschütteln. Die Blättchen abzupfen und mit dem vollständig abgekühlten Zitronensirup im Mixer oder mit dem Pürierstab sehr fein pürieren. Das Zitronensorbet mit dem Basilikumpüree verrühren, am besten mit einem Handrührgerät. Das Sorbet ca. 1 Std. tiefkühlen. Dann je 1 Kugel Zitronen-Basilikum-Sorbet in je 1 gefrorene Zitronenhälfte geben. Zitronen-Basilikum-Sorbet nach Belieben auf zerstoßenem Eis servieren und mit einem getrockneten Zitronenchip garnieren.

MILCHREISTERRINE MIT APRIKOSEN-MANDARINEN-KOMPOTT

Zutaten für 6 Portionen:

200 g Naturreis (Rundkorn)
2 EL Zucker
300 ml Reismilch
250 ml Wasser
Schale von 1 Bio-Zitrone
¼ l TL Zimt
2 EL Mandelmus
4 Blatt Gelatine

Kompott

100 g Aprikosen (getrocknet)
2 EL Zucker
Schale von 1 Bio-Zitrone
2 Stangen Zimt
500 g Mandarinen
3 Orangen
2–3 EL Zitronensaft
200 ml Wasser

Zubereitung:

Den Reis mit 250 ml Wasser und 1 EL Zucker zum Kochen bringen und zugedeckt 20 Min. bei schwacher Hitze kochen lassen. Reismilch, Zimt und Zitronenschale zum Reis geben. Den Reis in weiteren 25 Min. fertig kochen (wenn notwendig, noch etwas Reismilch dazugeben). Mandelmus untermischen. Gelatine 3 Min. einweichen, ausdrücken und in den cremig gekochten Reis unterrühren, bis sich die Gelatine aufgelöst hat. Die Masse in eine mit Klarsichtfolie ausgelegte Terrinenform legen, anschließend im Kühlschrank ca. 4 Std. stocken lassen.
Für das Kompott die getrockneten Aprikosen mit 300 ml Wasser, Zucker, Zitronenschale und den Zimtstangen in einen Topf geben und alles zugedeckt 10 Min. bei schwacher Hitze kochen lassen. Die Mandarinen schälen, dabei die weiße Haut so gut wie möglich entfernen, in Stücke schneiden und zu den Aprikosen geben. Das Kompott weitere 5 Min. zugedeckt bei schwacher Hitze kochen lassen. Die Zitronenschale entfernen. Die Orangen auspressen und gemeinsam mit dem Zitronensaft in das Kompott einrühren. Die Terrine aus dem Kühlschrank nehmen und auf ein Brett stürzen, in 2 cm dicke Stücke schneiden und mit dem Kompott servieren.

BRAT-DUFT-ÄPFEL

Zutaten für 4 Portionen:

- 4 Äpfel (säuerlich)
- 4 TL Mandelmus
- 2 TL Mandeln (gerieben)
- 1 TL Honig
- ½ TL Zimt (gemahlen)
- Vanillemark
- ½ TL Ingwer (gemahlen)
- 2 TL Butter
- 4 EL Wasser (für die Form)

Zubereitung:

Kerngehäuse aus den Äpfeln ausstechen und die Äpfel in eine feuerfeste Form legen. Mandelmus, Mandeln, Honig und Gewürze vermischen, in die Äpfel füllen und das Wasser in die Form geben. Butterflöckchen auf jeden Apfel setzen und alles mit Alufolie abdecken. Im vorgeheizten Backofen bei 190° C ca. 30 Min. backen.

TIPP: Mit Vanille-Soja-Joghurt heiß servieren.

APFEL-SANDDORN-STRUDEL MIT MOHNKRUSTE

Zutaten für 1 Strudel (ca. 6–8 Portionen):

- 250 g Mehl
- 150 ml Milch (lauwarm)
- 3 EL Öl
- 1 Ei (mittlere Größe)
- Salz
- 50 g Dörrpflaumen
- 50 ml Rum
- 1 kg Äpfel
- 4 EL Zitronensaft
- 30 ml Sanddornsaft
- 100 g Zucker
- 1 TL Zimt (gemahlen)
- 60 g Butter
- 30 g Walnüsse
- 20 g Mohn (gemahlen)
- Puderzucker

Zubereitung:

Für den Teig Mehl, Milch, 2 EL Öl, Ei und 1 Prise Salz zu einem glatten Teig verarbeiten. Mit 1 EL Öl einreiben und ca. 1 Std. ruhen lassen. Geschnittene Dörrpflaumen ca. 30 Min. im Rum einweichen. Äpfel vierteln, entkernen und in dünne Scheiben schneiden. Äpfel, Zitronensaft, Sanddornsaft, Zucker, Dörrpflaumen und Zimt gut vermischen. Walnüsse fein hacken. Den Strudelteig auf einem bemehlten Küchenpapier mit einem Teigroller hauch dünn ca. 50 × 50 cm ausrollen. Butter zerlassen. Teig mit einer Hälfte der Butter bestreichen, 20 g Zucker und gehackte Walnüsse daraufstreuen. Die Füllung auf dem Teig verteilen, Ränder einschlagen und mithilfe des Küchenpapiers einrollen. Auf ein mit Backpapier ausgelegtes Backblech legen, mit restlicher Butter bestreichen und mit Mohn bestreuen. Im vorgeheizten Backofen bei 200° C (Umluft: 180° C) 25 Min. backen. Herausnehmen und mit Puderzucker bestäuben.

VOLLKORN-KÜRBISSTRUDEL

Zutaten für 1 Strudel (ca. 6–8 Stück):

- 1/16 l Milch
- 20 g Hefe/Germ
- 20 g Puderzucker
- 120 g Weizenmehl
- 120 g Weizenvollkornmehl
- 40 g Butter
- Schale von 1 Bio-Zitrone
- 1 Prise Salz, Zimt
- 1/8 l Wasser
- 120 g Kürbiskerne
- 2 EL Honig
- 20 g Aprikosen (getrocknet)
- 50 g Vollkornsemmelbrösel
- 2 cl Rum, Zimt
- 1 Pkg. Vanillezucker
- 1 Eiklar (zum Bestreichen)

Zubereitung:

Milch leicht erwärmen, Hefe darin auflösen, mit Zucker und ein wenig vom abgewogenen Mehl zu einem Vorteig verrühren. Diesen mit etwas Mehl bestreuen, warm stellen und gehen lassen, bis sich das Volumen verdoppelt hat. Butter, Zitronenschale, Salz und Zimt dazugeben und mit dem restlichen Mehl nach und nach zu einem glatten, festen Teig schlagen. Teig zudecken und an einem warmen Ort ca. eine Dreiviertelstunde gehen lassen.
Für die Fülle die Kürbiskerne reiben und mit Honig, klein geschnittenen Aprikosen, Bröseln, Rum, Zimt und Vanillezucker kurz in Wasser aufkochen. Den Backofen auf 160° C vorheizen. Den Teig zu einem Rechteck ausrollen. Die Fülle gleichmäßig auf dem Teig verteilen, dabei die Ränder aussparen. Die Ränder einschlagen und den Strudel zusammenrollen. Vor dem Backen den Strudel nochmals kurz gehen lassen, mit dem verquirlten Eiklar bestreichen und ca. eine Dreiviertelstunde backen.

APFELSCHLANGEN

Zutaten für 1 Strudel (ca. 6–8 Stück):

- 200 g Dinkelvollkornmehl
- 125 g Butter
- 1 Ei
- 20 ml Essig
- 30 ml Joghurt
- 350 g Äpfel
- Zimt
- Saft von 1 Zitrone
- 50 g Nüsse (gehackt)
- 1 Eiklar

Zubereitung:

Mehl, Butter, Ei, Essig und Joghurt rasch zu einem Teig verkneten und mindestens 1/2 Std. kühl rasten lassen. Für die Füllung Äpfel schälen und blättrig schneiden, mit Gewürzen und Nüssen mischen. Teig halbieren, jede Hälfte auf bemehltem Backpapier zu einem Rechteck ausrollen und die Hälfte der Apfelfüllung im mittleren Drittel der Teigfläche verteilen. Seiten einschlagen, mit Eiklar bestreichen und bei 150° C Heißluft ca. 45 Min. backen.

KLEINES KÜCHENLEXIKON

Bratling	Laibchen
Carpaccio	kalte (Vor-)Speise aus rohen, dünn geschnittenen Zutaten
Chutney	würzige Sauce aus der indischen Küche, in unterschiedlichsten Variationen (süß-sauer, scharf-pikant, mit Frucht- oder Gemüsestückchen)
Cracker	knuspriges Kleingebäck
Crumble	mit Streuseln überbackene Früchte, aus der englischen Küche kommend
Dip	Sauce zum Eintunken
Einbrenn	Mehlschwitze
faschierter Braten	Hackbraten
Faschiertes	Hackfleisch
Fleckerl	quadratisch geschnittene kleine Nudeln
Fond	Gemüsebrühe
Friséesalat	Kopfsalat mit kraus gefiederten Blättern
Germ	Hefe
Geselchtes	Rauchfleisch
Grahamgebäck	Grahambrötchen; nach Sylvester Graham benanntes Gebäck, das Vollkornbrot enthält, oftmals mit Zusatz von Kleie
Grießschmarren	Süßspeise aus geröstetem Grieß
Karfiol	Blumenkohl
Karotten	Möhren
Karree	Rippenstück
Kren	Meerrettich
Lassi	Joghurtgetränk
Mehlspeisen	Süßspeisen, Kuchen

Muskat	ein Gewürz
Nockerl	Klößchen
Paella	Reisgericht, aus der spanischen Küche stammend
Porridge	Haferbrei
Rahm	Sahne
Ribisel	Johannisbeere
Rote Rüben	Rote Bete
Rotkraut	Rotkohl
Schalotte	kleine Zwiebel
Scherzel	Stück
Schwammerl	Pilz
Semmelbrösel	Paniermehl
Striezel	Gebäckart, Zopf
Strunk	stiel- oder stängelähnlicher kurzer, dicker, fleischiger oder holziger Teil bestimmter Pflanzen
Tafelspitz	Rindfleisch von der Hüfte
Topfen	Speisequark
Vogerlsalat	Feldsalat
Zwetschke	Zwetsche, Pflaume

REZEPTÜBERSICHT

Getränke, Frühstück & Snacks

Amaranth-Mandel-Brei mit Obst. 57
Apfel-Quinoa-Brei mit Zimtnote 61
Apfelbrot 58
Hirse-Beeren-Creme
mit Honig-Nuss-Haube 59
Kräuter-Smoothie 56
Müsliriegel. 58
Orangen-Karotten-Zitronensaft. 56
Orangen-Mango-Lassi 56
Orientalisches Frühstücksjoghurt
mit Minze 59
Papaya-Porridge 61
Powershake 57
Prickelnder Sanddorn-Ananas-Drink. . . 57
Saisonaler Frischkornbrei 59

Vorspeisen & Kleine Speisen

Ananas-Carpaccio 63
Brokkoli-Apfel-Gurke-Smoothie 62
Erdbeer-Spargel-Salat 63
Lachstatar mit würzigem Linsensalat 65
Melone im Schinkenmantel 63
Nektarinen-Himbeer-Suppe
mit Basilikum. 62
Rohkost mit Erdnussdip 65

Suppen & Eintöpfe

Altwiener Suppentopf 73
Brokkolicremesuppe mit
Haferflocken-SchinkenKlösschen. . . . 67
Bunter Linseneintopf. 74
Erbsencremesuppe
mit Prosciutto-Crackern. 68
Fenchelcremesuppe 74
Indische Mango-Karotten-Suppe 68
Karottensuppe mit Bärlauch 66
Kohlrabicremesuppe
mit Kräutercroûtons. 71
Krautsuppe 73
Kürbis-Kartoffel-Suppe 72
Petersilienwurzelsuppe
mit Vollkorncroûtons. 67
Radieschensuppe 66
Rote Linsensuppe mit Kreuzkümmel . . 69
Schnelle Karotten-Orangen-Suppe . . . 71
Schwarzwurzelsuppe
mit Räucherfisch 72
Steirische Kartoffel-Pilz-Suppe. 69

Salate

Ägyptischer Petersiliensalat 77
Avocado-Spinat-Salat 75
Bunter Frühlingssalat 75
Feldsalat mit Speckdatteln 77
Orientalischer Nudelsalat 78
Petersilien-Amaranth-Salat
mit Sanddorn-Zitronen-Dressing 78
Pfirsich-Fenchel-Salat
mit Räucherfischmousse. 79
Thunfisch-Reis-Salat 77

Vegetarische Gerichte

Amaranth-Gemüse-Pfanne 83
Amaranth-Nuss-Bratling 86
Amaranthauflauf mit Paprikasauce . . 88
Ananas-Paprika-Curry 89
Gemüselaibchen mit Joghurt-Dip 83
Getreidelaibchen mit Gemüse auf Blattsalat 80
Grünes Hirserisotto 88
Grünkernlaibchen mit Letschoemüse 87
Indisches Cashew-Gemüse 81
Kichererbsenbällchen mit Tomaten-Petersilien-Salat 85
Krautstrudel mit Blattsalat 84
Kürbiscurry mit Linsensprossen 84
Pilz-Tagliatelle 86
Pilzgulasch 90
Quinoa-Paella 89
Rucolaspaghetti 81

Fleischgerichte

Aromatische Schweinerouladen mit Dörrzwetschken 106
Bulgur-Gemüse-Pfanne mit Sesamhuhn 102
Chili con Carne 104
Couscous-Salat mit Lamm 106
Fruchtiges Curryhuhn mit Mandelreis . . 98
Hühner-Obst-Pfanne 98
Hühnerbrust in Paprika-Orangen-Sauce mit Spätzle 97
Kalbsfilet im Pistazien-Kräuter-Mantel 100
Kalbskotelett auf Rucolasalat mit Steinpilzen 107
Kalbsschnitzel mit Cranberry-Balsamico-Sauce 99
Kartoffel-Kraut-Puffer mit einem Hauch von Rauchfleisch 103
Kräuterlaibchen mit Zitronensauce . . 100
Lammkarree mit arabischem Reis 93
Pilzstrudel mit Speck 94
Putenragout mit Kresse 94
Saftiges Lammragout mit Limetten-Koriander-Reis 95
Schmackhaftes Kalbsragout mit Blumenkohl 103
Schwarzwurzelpenne 105
Tafelspitz mit Apfelkren und Kartoffelschmarren 91
Würzige Puten-Gemüse-Pfanne 101
Würzige Schweinefleisch-Spieße mit Erdnusssauce 92
Zarter Rinderfiletspieß in Sesamkruste auf Blattsalat 108

Fischgerichte

Bulgur-Quinoa-Thunfischpfanne 111
Gebratenes Zanderfilet mit roter Paprikasauce 113
Lachs auf Gemüserisotto 113
Lachsfilet mit Orangen-Fenchel-Salat . . 109
Saiblingsfilets mit Kartoffeln und Feldsalat in Kürbiskerndressing 111
Schollenfilet auf buntem Frühlingssalat 110
Sesam-Fisch-Laibchen 110

Gemüsebeilagen

Apfel-Rotkraut 118
Fenchelgemüse 116
Blumenkohl-Brokkoli-Salat 117
Kichererbsensalat 118
Ofengemüse à la marocaine 116
Tomaten-Mango-Gemüse 117

Aufstriche

Grünkern-Radieschen-Aufstrich 117
Hummus. 117
Zucchini-Basilikum-Aufstrich 118

Saucen, Dips & Pesto

Basilikumpesto 121
Cashewkern-Dip 122
Feigen-Dattel-Chutney. 120
Johannisbeer-Chutney. 119
Korianderpesto 123
Mandel- oder Sesamdressing
für Blattsalate 123
Mango-Chutney 120
Mango-Minz-Dressing 124
Pesto Rosso 122
Petersilienpesto 122
Preiselbeer-Walnuss-Chutney. 119

Eingelegtes

Eingelegte Pfifferlinge 127
Eingelegte Kirschtomaten 127
Eingelegter Kürbis 125

Desserts

Amaranth-Popkekse 131
Apfel-Sanddorn-Strudel
mit Mohnkruste 135
Apfelschlangen 136
Brat-Duft-Äpfel. 135
Brombeer-Apfel-Crumble 133
Fruchtige Mango-Mohn-Klöße. 129
Gratinierte Johannisbeeren. 131
Kiwi-Erdbeer-Salat. 129
Kiwi-Kokos-Creme auf Eis 129
Milchreisterrine mit Aprikosen-
Mandarinen-Kompott 134
Mohnnudeln 130
Nussiger Grießschmarren mit Äpfeln. . 128
Pistazienbaiser 131
Süßer Hirseauflauf 128
Vollkorn-Apfel-Fleckerl 130
Vollkorn-Kürbisstrudel. 136
Zitronen-Basilikum-Sorbet 133